Dr Gaston GRUBER
Ancien Interne des hôpitaux de Lyon.

Le
Plombage iodoformé
(*Méthode de von MOSETIG-MOORHOF*)
dans les Résections

LYON
IMP. RÉUNIES

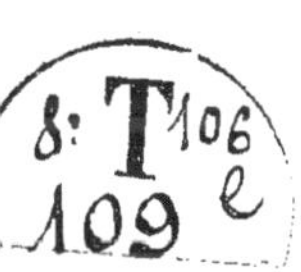

LE

PLOMBAGE IODOFORMÉ

(Méthode de von MOSETIG-MOORHOF)

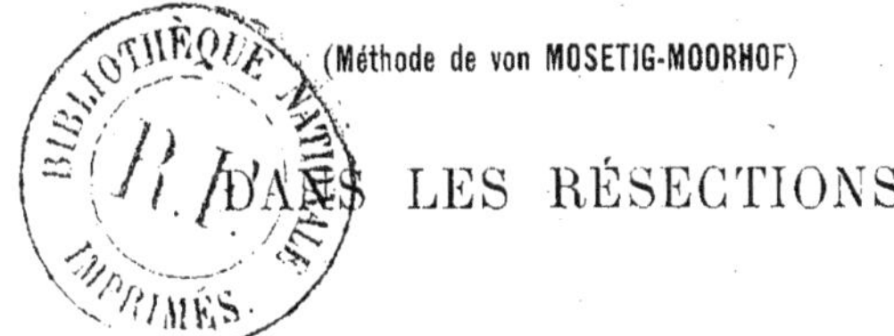

DANS LES RÉSECTIONS

DU MÊME AUTEUR :

Anévrysme de la partie descendante de l'aorte thoracique. Société des Sciences médicales de Lyon, 15 février 1905. *Lyon Médical*, 1905, I, p. 800.

Eruption echtymateuse généralisée. Société nationale de Médecine de Lyon, 10 juillet 1905. *Lyon Médical*, 1905, II, p. 179.

Cécité corticale (en collaboration avec le docteur Collet). *Lyon Médical*, 1905, II, p. 1005.

Ectropion cicatriciel des paupières. Société des Sciences médicales de Lyon, 28 décembre 1906. *Lyon Médical*, 1907, I, p. 122.

Occlusion intestinale par diverticule de Meckel (en collaboration avec le docteur Vignard). *Lyon Médical*, 1907, I, p. 249.

Hernie inguinale de la trompe et de l'ovaire. Société des Sciences médicales de Lyon, 9 janvier 1907. *Lyon Médical*, 1907, I, p. 526.

Appendicite compliquée de fièvre typhoïde. Société des Sciences médicales de Lyon, 9 janvier 1907. *Lyon Médical*, 1907, I, p. 528.

Onychatrophie symétrique, peut-être congénitale. Société Médicale des Hôpitaux de Lyon, 21 janvier 1908. *Lyon Médical*, 1908, I, p. 387.

Œdème pulmonaire par accidents gravido-cardiaques, liés à une poussée d'endocardite aiguë. Société des Sciences médicales de Lyon, 19 février 1908. *Lyon Médical*, 1908, I, p. 1034.

Du plombage des os par le procédé de von Mosetig (en collaboration avec le docteur P. Vignard). La *Province Médicale*, 1908, n° 30, p. 323.

LE
PLOMBAGE IODOFORMÉ

(Méthode de von MOSETIG-MOORHOF)

DANS LES RÉSECTIONS

PAR

Le Dr Gaston GRUBER

Ancien Interne des hôpitaux de Lyon

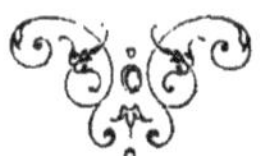

LYON

IMPRIMERIES RÉUNIES

8, RUE RACHAIS, 8

1908

A LA MÉMOIRE DE MA MÈRE

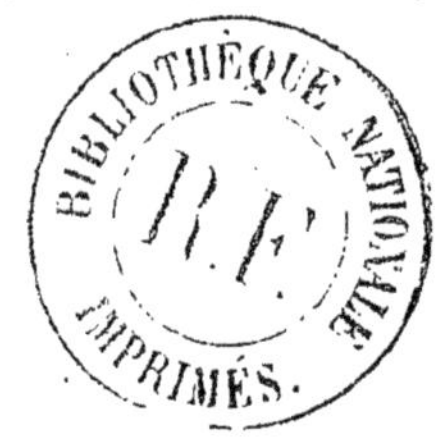

A MON PÈRE

*En témoignage de reconnaissance
et de profonde affection.*

A MA FEMME

A mon Président de Thèse :

MONSIEUR LE PROFESSEUR AUGUSTE POLLOSSON

Professeur de Clinique gynécologique

Dont la bienveillance à notre égard, pendant un bien court semestre passé dans son service, restera pour nous un souvenir précieux.

À MES MAITRES DANS LES HOPITAUX

Externat

M. le Professeur Maurice POLLOSSON, chirurgien-major honoraire de l'Hôtel-Dieu.

M. le Professeur Auguste POLLOSSON, chirurgien des hôpitaux.

M. le Docteur JOSSERAND, médecin honoraire des hôpitaux.

M. le Professeur AUGAGNEUR, ancien chirurgien-major de l'Antiquaille.

Internat

M. le Professeur COLLET, médecin des hôpitaux.

M. le Docteur AUBERT }
M. le Docteur HORAND } chirurgiens-majors honoraires de l'Antiquaille.

M. le Professeur agrégé GANGOLPHE, chirurgien honoraire des hôpitaux.

M. le Professeur agrégé VILLARD, chirurgien des hôpitaux.

M. le Docteur VIGNARD, chirurgien des hôpitaux.

M. le Professeur agrégé VORON. accoucheur des hôpitaux.

M. le Docteur JOSSERAND, médecin honoraire des hôpitaux.

M. le Professeur PIC, médecin des hôpitaux.

M. le Professeur Auguste POLLOSSON, chirurgien des hôpitaux.

Au moment de ses premières tentatives de plombage iodoformé, notre maître, M. le docteur Vignard, chirurgien de la Charité, nous a donné l'idée de cette thèse ; depuis, en nous confiant ses observations et le soin d'exposer les points nouveaux de sa technique, il ne nous a ménagé, pour faciliter notre travail, ni son temps ni ses conseils : qu'il veuille bien accepter ici nos sincères remerciements.

M. le professeur agrégé Bérard, chirurgien des hôpitaux, a bien voulu accepter de faire partie du jury de notre thèse ; nous lui en exprimons toute notre gratitude.

Nous remercions également M. le professeur agrégé Cavaillon et M. le professeur agrégé Laroyenne, qui ont accepté d'être nos juges.

AVANT-PROPOS

Lorsqu'en 1903, von Mosetig-Moorhof proposa la formule définitive d'un mélange destiné à l'obturation des cavités osseuses pathologiques, qu'il nomma, assez improprement il est vrai, plombage iodoformé (*iodoform-plombe*), *il ne pensait trouver à sa méthode que des indications limitées.*

Cependant, trois ans plus tard, ses statistiques, publiées par ses assistants : Damianos, von Hackmann, Silbermark, annonçaient plus de mille cas heureux ; c'est alors que, donnant une plus grande extension à l'emploi de ce procédé, il s'en servit pour combler les cavités des résections. Dans une de ses dernières publications, Mosetig disait : « Pour la tuberculose de la hanche, je n'ai pas encore d'expérience personnelle, mais je ne doute pas que le plombage ne puisse être utile au traitement des coxalgies ». Il devait, en effet, bientôt vérifier cette idée, et, à considérer le nombre déjà important des observations publiées à Vienne, il n'est pas douteux que nous aurions actuellement des documents fort nombreux et de valeur si la mort de Mosetig, en mai 1907, n'avait interrompu ses essais de plombage iodoformé, appliqué aux résections.

Au point de vue de l'obturation purement osseuse, les indications de la méthode de Mosetig, son manuel opé-

ratoire, ses résultats sont actuellement à peu près fixés et connus ; mais, il reste encore toute une région inexplorée où Mosetig lui-même n'avait fait que les premiers pas ; notre étude et nos observations n'ont d'autre but que d'aller un peu plus avant dans cette voie ; en ne reprenant du plombage osseux proprement dit que ce qui sera nécessaire pour la compréhension nette et précise du procédé de Mosetig appliqué aux résections, nous envisageons surtout le dernier terme de sa méthode : le plombage articulaire.

Les observations de Mosetig ne permettent pas de poser d'emblée des conclusions définitives, surtout en ce qui concerne les coxalgies et les tuberculoses du pied, suivies d'astragalectomie : nous apportons, pour la solution de ces questions, quelques documents, qui ne seront pas inutiles s'ils pouvaient préciser les données qui s'y rapportent et surtout faire naître de nouvelles tentatives et des expériences décisives sur ce perfectionnement de la technique actuelle des résections.

INTRODUCTION

La généralité des chirurgiens d'aujourd'hui sont devenus conservateurs dans le traitement des tuberculoses articulaires, au moins chez l'enfant. La résection a-t-elle donc perdu tous ses droits ? Sans vouloir décider d'une question qu'il ne nous appartient guère de trancher, nous voudrions, dans ce chapitre, étudier les avantages et les inconvénients de la résection tant décriée, après son magnifique épanouissement, à Lyon, avec l'école d'Ollier, examiner quels sont les reproches qu'il convient de faire aux traitements conservateurs, et dégager de cette discussion l'idée que le plombage articulaire pourrait être un adjuvant vraiment utile pour ceux qui ne craignent pas de faire encore des résections.

Il paraît curieux que la résection dans les tuberculoses articulaires ait eu précisément sa pleine vogue et ait été employée aussi largement au moment où le peu de sécurité des interventions chirurgicales conduisait plus logiquement aux traitements simples, conservateurs et non sanglants.

Actuellement, ces derniers semblent l'emporter et laisser, à leur tour, au second plan les méthodes vraiment chirurgicales, rendues cependant plus sûres par le perfectionnement de la technique et surtout des procédés aseptiques. Comment expliquer cette constatation d'apparence paradoxale ?

Une première raison du délaissement des résections en faveur des traitements conservateurs, c'est l'abus qu'on a fait des premières. Dans la période d'enthousiasme du début, on réséqua, coûte que coûte, surtout à l'étranger, les bons cas comme les mauvais, ceux où il était vraiment indiqué d'intervenir et ceux qu'il aurait mieux valu laisser, ceux dont les lésions commandaient logiquement une opération radicale et ceux où la seule crainte d'un peu de suppuration n'était pas une raison suffisante d'abandonner aussitôt le plâtre et l'immobilisation. Ces interventions trop tardives ou trop précoces, aux indications douteuses, devaient souvent aboutir à des résultats désastreux, particulièrement entre les mains de ceux qui exagérèrent le plus; aussi n'est-il pas étonnant qu'on ait entendu déclarer à un congrès de chirurgiens allemands, à propos de la coxalgie, que « la résection de la hanche est une opération dont on ne doit plus s'occuper ». C'est qu'en Allemagne, comme le fait remarquer Vincent, on a eu tort de pratiquer la résection hâtive pour la coxo-tuberculose : « On a opéré une foule de cas où les méthodes conservatrices non sanglantes et orthopédiques, où même les procédés sanglants, drainage et arthrotomie, sans exérèse osseuse, auraient suffi et auraient donné de meilleurs résultats que la résection; celle-ci ne doit être que le traitement ultime de la coxalgie; on n'a pas le droit d'y recourir d'emblée; avant de réséquer il faut avoir épuisé toutes les ressources de la temporisation.... »

Retenons donc cette première idée : l'abus de la résection.

A côté, on a bientôt reconnu que la résection était impraticable chez l'enfant et l'adolescent au niveau de certaines articulations, comme le genou, l'épaule, où la présence des *cartilages d'accroissement* entraînait infailliblement des troubles graves de développement lorsque l'étendue de la résection obligeait à les sacrifier.

Une autre cause, d'ordre plus général, n'a pas tardé à reporter l'attention des chirurgiens sur des méthodes plus simples : c'est la précocité du diagnostic, favorisée peut-être par l'éducation du public, qui, mieux instruit, plus prévenu ou moins négligent, donne au médecin l'occasion de formuler plus rapidement un diagnostic et de proposer des traitements proportionnés aux lésions encore débutantes. Ces traitements ont fait eux-mêmes de grands progrès et avec Lannelongue, avec le docteur Calot, ont vu se préciser leurs indications : la technique des ponctions articulaires, suivies d'injections modificatrices, est une acquisition précieuse qui a porté un grand coup à l'interventionnisme à outrance d'autrefois.

Mais il y a plus ; à mesure que la chirurgie a osé et exigé davantage on s'est habitué à des résultats immédiats, rapides, complets ; les suites opératoires le plus souvent si satisfaisantes de la chirurgie viscérale, ont fini par jeter un discrédit assez compréhensible sur les résections en général, avec leur drainage obligatoire et leur cortège de soins consécutifs, longs, attentifs, nécessitant une surveillance inlassable de tous les pansements, dont le nombre et la répétition sont pour le malade quelque chose de plus grave et de plus incertain que l'opération elle-même.

La restauration parfaite d'une articulation après résection comporte un tel ensemble de circonstances favorables, une telle minutie de soins et de précautions que l'on comprend sans peine que bien des chirurgiens préfèrent ne pas courir les risques de complications opératoires, ou renoncent à des interventions dont les résultats ultérieurs, sans donner beaucoup de satisfaction, ne laissent souvent que de cruels mécomptes.

Telles sont les causes principales qui ont fait délaisser les résections; mais cette tentative d'explication du discrédit actuel des interventions sanglantes dans les tuberculoses articulaires ne doit pas nous empêcher de reconnaître tout ce qu'il y a de bien fondé dans l'emploi du traitement conservateur. L'immobilisation en reste encore l'agent le plus actif; elle a d'ailleurs de tout temps fait ses preuves : n'est-elle pas seule utilisable dans le traitement du mal de Pott ? La révulsion, les injections modificatrices ne sont que des adjuvants d'une efficacité encore douteuse et difficilement constatable.

Cependant la vogue dont jouit depuis quelques années la méthode des injections modificatrices dans la tuberculose articulaire nous oblige à nous arrêter sur ce sujet, à indiquer les grandes lignes de la méthode et à en considérer les résultats.

Les injections modificatrices poursuivent deux buts qui correspondent à deux techniques un peu différentes.

Le premier est d'amener la sclérose des lésions tuberculeuses et de substituer aux tissus malades, fongueux, lardacés ou suppurés, des tissus de cicatrice, fibreux, à moins que les lésions étant tout au début, l'injection joue simplement le rôle d'un désinfectant particulièrement actif contre le bacille de Koch. Celui-ci, précocement neutralisé, abandonnera la place en permettant une guérison parfaite et le retour plus ou moins complet des fonctions articulaires.

Le deuxième but que se proposent les injections est d'amener la suppuration, la fonte, le ramollissement des produits tuberculeux qui seront évacués par des ponctions successives; lorsque l'évacuation de la poche ainsi artificiellement suppurée sera terminée on aura recours aux injections sclérosantes.

Pour provoquer la fonte des produits tuberculeux on s'est servi soit de thymol camphré, soit de naphtol camphré, tandis que les injections modificatrices sont à base de créosote et d'iodoforme, véhiculés par un mélange d'huile et d'éther.

Ce sont les succès obtenus dans le traitement des abcès froids du tissu cellulaire, des abcès ganglionnaires ou même des abcès ossifluents, qui ont inspiré l'idée d'appliquer aux articulations tuberculeuses la même technique. En effet, si l'arthrite tuberculeuse est un abcès froid de l'articulation, il n'y a pas de raison pour que la méthode qui guérit une adénite cervicale ne réussisse pas de la même façon. Malheureusement une arthrite tuberculeuse n'est pas toujours un abcès froid articulaire; de plus, dans les cas où elle en est un, il est plus difficile d'atteindre tous les recoins d'une synoviale, à trajet resserré et tourmenté, qu'une poche d'abcès dont tous les points sont d'un accès facile et à peu près à égale distance du point d'injection et de ponction.

Il est donc impossible de comparer la ponction d'un abcès froid superficiel à celle d'une arthrite sous-astragalienne, ou même d'une arthrite tibio-tarsienne, du coude ou du poignet : la multiplicité de leurs surfaces articulaires, le grand nombre des recoins synoviaux, l'étroitesse des interstices osseux donnent à ces jointures des caractères spéciaux qui les mettent à part. Au contraire, le genou, l'épaule, la hanche, apparaissent d'emblée comme les *seules* articulations au niveau desquelles l'injection peut atteindre la plus grande partie, sinon la totalité des recessus synoviaux.

Mais, même dans les cas où, comme au genou, la ponction articulaire est facile, on ne peut pas dire que les injections modificatrices donnent des résultats comparables à ceux que l'on obtient dans les abcès froids cellulaires ou ganglionnaires, car il s'en faut que la tuberculose articulaire soit toujours une tuberculose synoviale pure, un véritable abcès froid.

Rien n'est plus difficile, en effet, que de spécifier exactement le siège primitif des lésions dans une arthrite tuberculeuse. La plupart des statistiques donnent dans toutes les articulations, même au genou, la priorité aux lésions osseuses. On a objecté que ces statistiques concernaient des cas graves, anciens, où l'on pouvait supposer que l'os avait été atteint secondairement; ceci est exact, mais ce qui ne l'est pas moins, c'est la résistance qu'offre le cartilage à l'invasion tuberculeuse par la synoviale et l'on comprend mieux qu'une lésion primitivement osseuse ait soulevé, décollé le cartilage, l'ait contourné, ait même fini par l'amincir et se faire jour à son travers.

C'est ainsi que l'on voit des tubercules centraux venir éclater pour ainsi dire, successivement dans l'articulation après avoir longuement végété sous le cartilage et l'avoir aminci, moins par envahissement que par soulèvement et séparation de l'os sous-jacent et de ses moyens de nutrition. Mais, toutes ces considérations mises à part, la question se pose ainsi : les injections *répétées* de naphtol camphré suivies de ponctions et d'injections d'éther et d'huile iodoformée ont-elles amélioré d'une façon notable le pronostic de la tuberculose articulaire; comptent-elles plus de succès ou des guérisons plus rapides que ceux obtenus par l'immobilisation rigoureuse accompagnée ou non d'une série de huit à dix injections d'huile ou de glycérine iodoformée ?

En réalité, les comparaisons qu'il nous a été donné de faire ont tourné le plus souvent à l'avantage de l'ancienne méthode, qui nous paraît encore la plus simple et la meilleure dans les tuberculoses articulaires au début; dans les cas plus avancés nous n'avons guère mieux constaté les avantages du naphtol camphré et en tout cas les injections *répétées* nous ont paru impuissantes là où l'immobilisation bien faite, et trois ou quatre injections espacées d'huile ou de glycérine iodoformée n'auraient pas donné de résultats non plus.

Et alors que faire chez ces malades, malheureusement encore si nombreux dans les services hospitaliers, arrivant avec des abcès énormes, des fistules, des tuberculoses ouvertes en un mot, puisque le traitement par les ponctions et les injections ne réussit pas toujours ?

La réponse s'impose : il faut intervenir.

Actuellement, on traite volontiers ces cas par l'incision et le grattage : mais par cette opération aveugle et incomplète on n'atteint pas généralement la source du mal, les *os* du fémur ou du bassin; si l'on opère, il vaut mieux être radical et réséquer : ainsi on voit, on sait ce qu'on fait, d'autant mieux qu'avec la radiographie on a pu déterminer d'avance quel est l'os malade, le siège des lésions et qu'on n'enlèvera que ce qui est nécessaire, mais aussi tout ce qui est nécessaire.

En définitive, l'immobilisation, la révulsion et les injections modificatrices sont le traitement de choix de toutes les tuberculoses articulaires au début ou peu avancées; mais la résection garde ses droits sur toutes les arthrites tuberculeuses graves, c'est-à-dire chez les malades arrivant avec des suppurations, un envahissement des tissus péri-articulaires, des fistules, des abcès, de la température, avec un état général qui rend impossible ou dangereuse une *hospitalisation prolongée*, chez lesquels enfin l'usage précieux de la radiographie permet de reconnaître le plus souvent la présence de lésions osseuses avancées. Or, chez l'adulte, la résection est possible pour toutes les articulations avec restauration complète et retour de tous les mouvements en ce qui concerne le cou-de-pied, le coude, l'épaule et surtout le poignet; l'ensemble des travaux d'Ollier, les brillants résultats et toutes les observations de la chirurgie lyonnaise ne laissent aucun doute à cet égard.

Chez l'enfant, au contraire, pour des raisons d'ordre ostéogénique sur lesquels il est superflu d'insister ici, il faut éviter à tout prix la résection du genou et celle de l'épaule, et, lorsque l'intervention sanglante sera absolument nécessaire, ne faire que des opérations partielles, synovectomies, évidements limités des foyers osseux, grattages et curettages des lésions tuberculeuses, etc. Malgré sa nécessité, ses avantages reconnus dans certains cas, et ses succès incontestables, on a toujours fait à la résection le reproche de nécessiter des soins consécutifs assidus, minutieux, de très longue durée, forçant les malades à un séjour prolongé à l'hôpital et les privant des bienfaits de la vie au grand air, rendue possible au contraire avec le traitement conservateur. Cela est exact et pour certaines résections, en particulier celle de la hanche, il fallait vraiment être poussé par une nécessité impérieuse pour envisager sans effroi les ennuis, les risques et les complications de douze à quinze mois de pansements et souvent davantage.

Mais tous ces inconvénients tenaient surtout à la nécessité de drainer, pour permettre moins l'évacuation des produits tuberculeux que celle du suintement naturel de la cavité de résection, d'abord minime, mais rapidement augmenté par les infections secondaires, même légères, qu'il est matériellement impossible d'empêcher à la suite du troisième ou quatrième pansement et qui se produisaient à peu près fatalement. L'idéal eût été de pouvoir fermer, mais cela n'était possible qu'à la condition de remplir d'une façon permanente le vide laissé par l'os enlevé.

C'est à cette indication que répondait en partie l'emploi des mèches de gaze iodoformées ou simplement stérilisées, dont on bourrait les interstices et les anfractuosités de la plaie cavitaire : ce tamponnement serré assurait l'hémostase, mettait obstacle à la pénétration des germes venus du dehors et, en absorbant lentement les produits de sécrétion, aidait et secondait l'évacuation des liquides par les drains.

Et en réalité, la plupart du temps on avait des suites tout à fait normales jusqu'au premier pansement. Pour prendre un exemple, nous n'avons qu'à rappeler l'évolution des résections du genou que l'on voit arriver, sinon sans un peu de température, du moins sans infection jusqu'à leur premier pansement, quarante à soixante jours après l'intervention.

Combien souvent, malheureusement, les pansements suivants venaient ouvrir la porte aux infections secondaires : c'était alors le drainage indéfini, la nécessité de faire des contre-ouvertures, des incisions de décharge, bref, le cortège de tous les ennuis et des dangers d'une suppuration qui venait souvent anéantir les résultats espérés.

Etait-il donc possible de supprimer complètement ce drainage, danger permanent, mal nécessaire jusqu'à présent, afin de ne plus faire dépendre le sort des réséqués d'un contact infectant, ou compromettre une intervention, régulièrement conduite, par le manque de soins et de précautions dans les trop nombreux pansements consécutifs.

A cette question, une solution pouvait convenir : c'était d'assimiler la cavité articulaire à une cavité osseuse pathologique et de conclure assez logiquement que le procédé qui réalisait l'obturation complète et définitive de celle-ci pourrait également servir à oblitérer la première.

Et, en effet, von Mosetig-Moorhof, fort des heureux résultats de son procédé de plombage osseux, n'a pas tardé à envisager le mélange plastique comme capable de combler les cavités de résection et de supprimer les inconvénients et les longueurs du drainage ; lui a-t-il trop demandé ? C'est à cette question que nous allons essayer de répondre dans les pages qui suivent.

Tout d'abord, un rapide historique des méthodes d'obturation osseuse ne sera pas déplacé pour juger de la méthode de Mosetig en elle-même; nous y ajouterons les détails relatifs aux plombages articulaires tentés par Mosetig ou ses élèves.

Puis nous reprendrons la technique générale telle qu'elle a été indiquée dans les publications viennoises, ceci surtout pour y opposer d'une façon plus nette les modifications importantes dues au docteur Vignard; nous dirons quelques mots des suites opératoires normales du plombage, sans oublier la question de l'intoxication iodoformée, et nous verrons quelle est l'évolution du mélange, suivie à l'aide de la radiographie et contrôlée par l'expérimentation.

Dans un troisième chapitre, plus nouveau, nous examinerons la technique particulière à chaque articulation; nos observations se placeront naturellement à la fin de chacune de ces descriptions et serviront ainsi de commentaires, rendus plus clairs par les radiographies qui les accompagnent. Enfin, avant de conclure, nous terminerons par quelques considérations générales tirées de l'ensemble des observations.

HISTORIQUE

I. — Des méthodes d'obturation osseuse antérieures au procédé de Mosetig.

Dans cet exposé, nous ne voulons que tracer à grands traits un tableau d'ensemble des procédés destinés à l'obturation des cavités osseuses, afin de montrer pourquoi Mosetig imagina sa méthode de plombage et bien comprendre quelle place elle vint occuper parmi toutes les tentatives antérieures.

En effet, même aux époques les plus éloignées de la chirurgie, on s'est occupé souvent de combler des pertes de tissu osseux et l'on peut dire que les opérateurs de tous les temps et de tous pays ont employé, dans ce but, une telle quantité de substances et des plus inattendues, qu'à étudier en détail tous leurs procédés, on écrirait un volume, dont quelques pages seraient séduisantes, mais au total d'un intérêt médiocre et sans résultats vraiment pratiques.

Au milieu des premières tentatives d'obturation osseuse l'*ostéoplastie* apparaît comme la plus ancienne, et de fait, son origine est bien lointaine : au dire des auteurs, les Mongols l'avaient déjà tentée en 1483. Dans sa biographie, Zehir-Eddin-Baber (1483-1530), premier grand Mogol, fait dire à un médecin : « Un homme avait une fracture du fémur, avec émiettement d'une portion osseuse grande comme la paume de la main : j'ouvris la plaie, je sortis les os fracturés et je mis à leur place une masse pulvérisée qui devint os et remplaça l'os véritable. »

En 1682, Job-a-Meek'ren raconte qu'une plaie du crâne par coup de sabre chez un soldat russe fut recouverte par un fragment d'os pris sur le crâne d'un chien ; la plaie guérit bien.

Enfin, dès 1810, il faut faire mention d'expériences de von Merrem, qui trépanait des chiens en ménageant le périoste et la dure-mère, remettait la lamelle osseuse en place et voyait la guérison s'ensuivre.

L'on pourrait citer encore bien des faits analogues, mais nous passons de suite à la période vraiment scientifique de l'ostéoplastie et aux travaux bien connus d'Ollier (1858), pour rappeler ses expériences sur *les greffes osseuses* qui furent les premières tentatives systématiques d'obturation des cavités osseuses.

On sait que les essais cliniques ne répondirent pas à l'expérimentation; la méthode entre les mains des chirurgiens les plus autorisés, Poncet, Jaboulay, Vallas, à Lyon, Mac Ewen, de Langenbeck, von Bergmann, à l'étranger, échoua bien souvent, et actuellement elle n'est employée que par exception.

Nous n'insisterons pas non plus sur les procédés de *greffe musculaire* ou *cutanée*, auxquels se rattachent les noms de Af. Schulten, Bruns, Kœlliker, Neuber, von Mangoldt. Les indications en sont assez restreintes, demandent des conditions bien spéciales et les résultats sont généralement défavorables.

Le Plombage osseux. — Ayant essayé des substances organiques, ayant rempli les cavités osseuses au moyen des différentes espèces de greffes ou plus simplement par des fragments de tissus variés, les expérimentateurs se demandent si les substances inorganiques n'ont pas plus de chance d'obturer définitivement des cavités où il suffira qu'elles soient tolérées par le tissu osseux. Les plombages dentaires représentent quelque chose d'analogue et sont là pour servir de démonstration : ce qui réussit si bien dans l'art dentaire pourra peut-être trouver une application en chirurgie osseuse.

Dreesmann, le premier, expérimenta le « plombage osseux ». Il y fut amené par Trendelenburg, qui demanda justement s'il n'était pas possible d'obturer les cavités osseuses avec du plomb. Mais, craignant une intoxication, il se servit d'une bouillie plâtrée, faite avec une solution d'acide phénique à 5 p. 100. Après une désinfection bien complète de la cavité osseuse, par de l'huile portée à l'ébullition à l'aide du thermocautère et asséchement consécutif, la bouillie plâtrée y fut versée et l'obturation assurée. Dreesmann parle de six cas ainsi guéris, mais en réalité, il eut surtout des abcès et des fistules; dans un cas même, il fallut enlever le plombage et le procédé fut abandonné.

Martin, conseillé par Mickulicz, essaya sur des animaux le ciment dentaire, puis du ciment ordinaire; il ne réussit pas. Par contre, il eut un bon résultat en employant une bouillie de plâtre aseptique et de la gutta-percha.

Mayer fit des essais dans le service de Sonnenburg avec l'idée qu'il fallait un plombage agissant comme antiseptique, puisque la désinfection absolue des cavités ostéomyélitiques ou tuberculeuses était impossible; de plus ce mélange devait être à prise rapide. Il employa des alliages, se servit surtout de l'aluminium et de l'amalgame de cuivre, dont Miller avait montré la puissance microbicide; mais ses essais se bornèrent à des expériences sur les animaux et ne furent appliqués qu'une fois à l'homme.

Ils furent continués par Sonnenburg et Heintze; ce dernier insista également sur le rôle antiseptique du plombage et eut un résultat avec l'amalgame de cuivre, dans un cas où avait échoué la bouillie plâtrée de Dreesmann.

Dans le même ordre d'idées, Rottenstein rapporte deux cas recueillis en France. C'est d'abord une observation de Mauclaire, qui plomba, chez un enfant, une cavité de l'extrémité supérieure du tibia avec un alliage métallique. La cavité avait été désinfectée, dans un premier temps, huit jours avant, à l'acide phénique et au formol; il y eut réunion par première intention, mais, six semaines après, le plombage devint mobile, la peau s'ulcéra et on fut obligé d'enlever le mélange.

Le second cas appartient à Marion et se rapporte à une ostéomyélite fistuleuse de l'extrémité inférieure du fémur, datant de longues années, chez un adulte. La cavité, soigneusement désinfectée, fut comblée par un alliage à base de formol; le résultat fut mauvais, la suppuration reparut, au bout de peu de jours le plombage s'élimina et on dut amputer la cuisse.

Plus récemment, Jouon, de Nantes, a communiqué au Congrès d'Alger (1907) un nouveau procédé de plombage définitif par un mélange plastique et antiseptique composé d'oxyde de zinc et d'engénol ou allylgaïacol, principe actif de l'essence de girofle; jusqu'au moment du plombage, il emploie pour la préparation de la cavité la technique de Mosetig, dont il a également essayé la méthode; ensuite il introduit par petites quantités, son mélange, très malléable, l'insinue dans toutes les fissures, le tasse et réunit les plans superficiels par-dessus. Mais dans neuf observations publiées dans la thèse de son élève Ortal, il eut quatre fois une élimination du mastic, trois fois des fistules et de la suppuration; le mélange ne fut parfaitement toléré que dans deux cas, et, avec l'auteur lui-même, il faut conclure que les procédés d'obturation définitive par des substances ne se résorbant pas (les seuls qui sont véritablement du « plombage osseux »), semblent décidément inférieurs aux procédés dits de substitution que nous allons envisager maintenant.

Procédés de substitution. — Le plombage osseux au vrai sens du mot, l'obturation osseuse définitive conduisant encore à des échecs, il fallait trouver autre chose et ce fut le but de la dernière série de procédés, qui méritent une étude plus approfondie, puisqu'ils devaient conduire à un résultat durable. La question se posait de la façon suivante : chercher des substances *résorbables* qui combleraient la cavité à obturer pendant un temps variable; par-dessus, les parties molles seraient rabattues et suturées afin d'obtenir une réunion par première extension, ce qui est de première importance. Puis la substance ainsi introduite serait résorbée peu à peu et remplacée finalement par le tissu osseux néoformé ;

on demande donc aux substances ainsi abandonnées dans la cavité de rester un « bouche-trou » provisoire (Platzhalter), jusqu'au jour de leur résorption complète par les bourgeons et les granulations : c'est le principe de l' « ôte-toi de là que je m'y mette », dira souvent Mosetig en employant une expression française qui fait image.

Mais, partant de cette idée, il y avait un pas de plus à faire pour toucher au but et, pour ne l'avoir pas compris, les premiers expérimentateurs ne devaient pas réussir encore dans cette voie en usant simplement de substances résorbables *aseptiques* : ce n'est qu'avec l'emploi de substances résorbables *antiseptiques* qu'on devait obtenir des mélanges satisfaisants. Nous aurons donc à distinguer ces deux ordres de faits.

Les Substances résorbables aseptiques. — Leur emploi fut, en réalité, bien antérieur aux procédés de plombage vrai, mais, si nous ne suivons pas exactement l'ordre chronologique, c'est pour donner plus de relief aux diverses méthodes.

En utilisant l'observation faite par Lister, que les caillots sanguins s'organisent sous des pansements antiseptiques, Neuber tout d'abord, mais surtout Schede, cherchèrent une application pratique de ce principe en provoquant la formation de caillots sanguins dans les plaies cavitaires ; leur procédé était simple : après avoir enlevé la bande d'Esmarch, ils laissaient la cavité osseuse, bien aseptisée, se remplir de sang et suturaient les parties molles sur le caillot qui s'y formait. Mais ceci ne pouvait s'appliquer qu'à des plaies de faibles dimensions, car il n'y a que les petits coagula qui peuvent s'organiser, et, dans la plupart des cas, le caillot s'infectait et donnait lieu à des suppurations indéfinies ; c'était d'ailleurs un milieu de culture tout à fait propice pour les germes tuberculeux en particulier.

S'appuyant sur les expériences de greffes osseuses, Senn employa des os décalcifiés et aseptisés sous forme de petits copeaux et publia dix observations, auxquelles s'ajoutèrent onze cas de son élève Mackie. Le même procédé fut utilisé par Middeldorpf, qui mêla de l'iodoforme aux os décalcifiés : il valut également des succès à Le Dentu : l'expérimentateur prouva que l'os décalcifié est peu à peu résorbé, après sa pénétration par des travées osseuses parties des parois cavitaires et que l'os de nouvelle formation finit par remplir complètement la perte de substance primitive ; mais, en clinique, cette méthode fut encore loin de donner des résultats toujours satisfaisants.

Voilà pour les substances organiques ; à côté quelques auteurs ont cherché à introduire des corps inertes résorbables. Hamilton abandonna des fragments d'éponges désinfectés que, quelques jours après, il trouvait solidement implantés dans la plaie et traversés par les bourgeons.

Glück utilisa des tampons de catgut, Farghar Curtis des os décalcifiés et également du catgut.

En 1892, Duplay et Cazin communiquèrent à l'Académie des sciences le résultat d'expériences sur des chiens et des lapins où ils mirent à contribution des éponges, des tampons de catgut, de la soie, du coton, enfin de la gaze iodoformée ; sans entrer dans le détail de leurs essais, disons seulement qu'ils furent appliqués à l'homme par Dieuzaide : celui-ci apporta, au Congrès de l'Association française pour l'avancement des sciences (1892), une observation de cavité ostéomyélitique du tibia, comblée par des tamponnements successifs de gaze iodoformée ; ce procédé avait été tenté également par Glück et Bilroth, qui souvent laissèrent de la gaze iodoformée s'implanter dans des cavités osseuses.

Les Substances résorbables antiseptiques. — Ici encore, ce sont les matières organiques qui servent aux premières recherches. Kraske préconisa l'emploi des tampons de fibrine, obtenus par le battage du sang de bœuf : les lambeaux de fibrine, étirés, plongés dans une solution de sublimé, étaient finalement mélangés à une solution d'iodoforme dans l'éther. Kraske conseillait l'emploi de ces tampons antiseptiques, surtout dans les tuberculoses osseuses et même dans les résections articulaires, pensant que l'iodoforme aurait mieux agi encore s'il avait pu être employé en plus grande quantité. C'est là qu'apparaît l'idée de l'antiseptique, dont le plombage n'allait être désormais que le véhicule : les chirurgiens doivent maintenant s'ingénier à trouver le *mélange antiseptique* idéal.

Neuber n'avait pas été sans remarquer que les résultats heureux obtenus par Middeldorpf et Senn avec les copeaux osseux décalcifiés étaient sans doute dus à l'iodoforme ou au sublimé ajoutés à ces substances; il en conclut, comme Kraske, qu'il fallait chercher du côté d'un mélange antiseptique et tenta plusieurs essais pour trouver un véhicule convenable à l'iodoforme; il essaya des solutions concentrées de sucre et de gomme, de la gélatine, de la colle, sans résultats. Enfin, il délaya de la fécule de froment mélangée à 200 grammes d'une solution bouillante d'acide phénique à 2 p. 100. Dans cette sorte de colle il ajoutait 10 grammes d'iodoforme pulvérisé; après préparation de la cavité osseuse, il laissait le sang s'y répandre et introduisait son mélange qui se mêlait plus ou moins au caillot sanguin et formait un plombage résorbable encore très imparfait, mais qui indiquait bien la marche à suivre.

En effet, d'autres formules ne tardèrent pas à apparaître. C'est d'abord le salol iodoformé de Reynier et Isch Vall; lorsqu'on le chauffe au salol, il se liquéfie vers 42° et acquiert la propriété de dissoudre l'iodoforme; par refroidissement, il se prend en une masse vitreuse et consistante. Après la préparation soignée d'une cavité osseuse, on introduit donc à l'état de fusion le mélange de salol et d'iodoforme qui se moule parfaitement sur la cavité et se résorbe lentement dans la suite au fur et à mesure que le tissu osseux se reforme; « plus de trente malades furent ainsi traités pour des ostéomyélites anciennes avec séquestres et pour des tuberculoses plus ou moins étendues des os longs. Les résultats de la méthode furent bons, à condition d'en réserver l'emploi pour des cas où les lésions sont bien limitées et ne dépassent pas les dimensions d'une noix ou d'une petite pomme ».

En 1899, Fantino et Valan décrivent une nouvelle technique. Dans un premier temps, ils assurent l'asepsie de la cavité préalablement curettée en la remplissant de glycérine iodoformée que le thermocautère porte à l'ébullition. Ils la remplissent ensuite de gaze stérilisée et, pendant plusieurs jours, vérifient son degré d'asepsie par des examens bactériologiques répétés: quand l'asepsie est absolue, vers le quatrième jour ordinairement, ils remplissent la cavité, *dans un second temps*, par une sorte de mastic composé de :

Thymol........................	1 partie
Iodoforme......................	2 —
Cendres d'os calcinés	2 —

Si la peau est saine, on la suture; sinon il vaut mieux laisser la plaie ouverte.

La guérison a été obtenue en sept à huit mois pour les grandes cavités, en trois mois pour les petites. Sur 9 cas, il n'y eut qu'un insuccès; il s'agissait surtout d'ostéomyélites anciennes; on voit donc que cette méthode ne donne pas de guérisons bien plus rapides que par les traitements ordinaires.

Le mélange résorbable et antiseptique de Mosetig. — Telles avaient été les tentatives antérieures, lorsque Mosetig chercha à son tour un mélange plastique. Dès 1880, il avait usé du tamponnement antiseptique des cavités osseuses par la gaze iodoformée, à la suite des premiers essais de l'iodoforme qu'il venait d'introduire dans la thérapeutique chirurgicale; il devait toujours rester fidèle à ce puissant antiseptique auquel il attribuait d'ailleurs une action spéciale sur les fongosités et les tubercules, propriété qui fut d'abord confirmée par Mickulicz et Gussenbauer, mais reconnue exagérée dans la suite; l'iodoforme cessa bientôt d'être envisagé comme un spécifique des tuberculoses locales, mais la conviction qu'en garda Mosetig jusqu'à la fin nous explique qu'il ait choisi l'iodoforme comme base de son mélange.

Il est plus difficile de s'expliquer pourquoi Mosetig choisit comme excipient deux substances, l'*huile de sésame* et le *blanc de baleine*, qui semblent mal cadrer avec les exigences de l'asepsie chirurgicale et donnent à la formule du mélange une allure un peu surannée qui pourrait prévenir contre la méthode. Cependant il faut convenir que ce « plombage » est certainement le plus parfait et le plus facilement résorbable qu'on ait expérimenté.

Si Mosetig essaya un instant d'abandonner l'iodoforme à cause de son odeur insupportable et non, comme on pourrait le croire, par crainte d'une intoxication qui ne peut se produire dans ces conditions, il y revint bien vite et de façon définitive. L'excipient, constitué par le blanc de baleine et l'huile de sésame, doit être conservé également. Bérard et Thévenot, qui firent connaître le plombage de Mosetig en France et furent les premiers à l'employer à Lyon, firent aussi des essais avec d'autres substances plus consistantes, telles que les paraffines aux sels d'argent et divers ciments plus ou moins analogues à ceux des dentistes : ils n'eurent que des échecs et revinrent à l'emploi du mélange de Mosétig. Le docteur Vignard expérimenta également la paraffine fusible à 60° mélangée à l'iodoforme : la tentative fut malheureusement suivie d'accidents de suppuration grave et d'élimination.

Il faut donc conserver la formule primitive de Mosetig; c'est celle qui a servi chez tous les malades dont nous présenterons les observations.

II. — **Historique général de la méthode de Mosetig appliquée aux résections articulaires.**

La première tentative de « plombage » appliquée aux résections apparaît dans l'œuvre de Mosetig avec le travail d'un de ses élèves, Nicolas von Hackmann, en 1901; celui-ci décrit longuement le plombage iodoformé et sa technique et publie une première série d'observations où l'on retrouve, au milieu des cas de plombage osseux, trois résections du genou, deux du coude et une de la hanche, la dernière, il est vrai, non pour coxalgie, mais pour une ostéomyélite du col fémoral. En réalité il ne s'agit là que d'obturations osseuses au cours de résections; il en est de même pour 22 cas de résection du genou portant sur les années 1899 à 1902 et publiés par Damianos, assistant de Mosetig, dans un tableau d'ensemble, à la suite d'une étude sur la technique de la résection du genou, particulière à son maître. Dans toutes ces observations, on a plombé des cavités variant de la grosseur d'une noisette à celle d'une noix, siégeant tantôt dans les condyles fémoraux, tantôt dans le plateau tibial, chez des malades dont le plus jeune avait 5 ans, le plus âgé 38 ans, mais qui en moyenne avaient de 15 à 25 ans. Tous, sauf deux, guérirent bien, avec de bons résultats fonctionnels, constatés un an et demi à trois ans après, chez six d'entre eux.

En 1904, Mosetig apporte lui-même un nouvel article sur le traitement de la tuberculose articulaire par la résection suivie de plombage; après quelques données générales il décrit sa technique pour chaque articulation et fait suivre son travail d'une série d'observations, résumées, où nous relevons encore 36 cas de résections du genou, 7 de résections du coude et 14 évidements du calcanéum pour arthrites tuberculeuses du pied.

Mais pour le coude, comme pour le genou, ce ne sont encore que des exemples de résections, plus ou moins classiques, au cours desquelles on remplit de mélange iodoformé une ou plusieurs cavités osseuses, par exemple, ces excavations nées de tubercules centraux qu'on retrouve sous la tranche de la section fémorale ou tibiale et que creuse la curette à la recherche de l'os sain; ce n'est pas là ce que nous appelons du plombage *véritablement articulaire* et ces cas ne sont intéressants que par la transition qu'ils établissent avec ceux où Mosetig a rempli de son mélange la cavité même qui résulte de la résection. Ceux-ci, les derniers en date, n'apparaissent, en effet, qu'avec l'extension du procédé aux résections de l'astragale, du poignet et de la hanche, avec les résections à cavités, si l'on peut ainsi dire. Dans l'article précédemment cité, Mosetig ajoute 8 observations de résection du poignet et 12 de résection de l'astragale dont plusieurs se compliquent d'ablation du scaphoïde, du cuboïde ou d'un cunéiforme et se terminent toutes par ces mots : « *plombage de la cavité* ». Les suites paraissent très favorables. Il faut y joindre 3 réséqués de l'astragale présentés par Damianos à la Société de médecine de Vienne.

Mosetig nous dit en terminant : « Pour la tuberculose de la hanche, toute expérience personnelle me manque encore : je n'ai réséqué et plombé cette articulation qu'une seule fois, non pour tuberculose, mais pour ostéomyélite du col; cependant je ne doute pas que pour les coxalgies le plombage ne puisse être très utile. »

Et, de fait, il en donne la démonstration en 1905 avec quatre observations de coxalgies suppurées, accompagnant une description minutieuse de sa technique qui consiste, outre le temps nouveau du plombage, à sectionner temporairement le grand trochanter : on écarte aussi facilement les muscles qui s'y insèrent et on obtient une vue très large sur l'articulation; à la fin de l'intervention, les muscles sont de nouveau rabattus et l'on termine par la suture osseuse du trochanter. C'est le procédé d'Ollier, dit de la tabatière.

Enfin, l'année suivante, reprenant encore la question de la résection de la hanche, Mosetig nous parle de 8 cas nouveaux, malheureusement sans donner de détails.

On voit que les documents puisés à la source même et qui nous intéressent le plus dans cette question sont très épars et que le point très important des résultats éloignés est laissé dans l'ombre; c'est qu'en effet la mort de Mosetig, en 1907, est venue interrompre la série de ses recherches et des publications viennoises sur ce sujet.

Nous avons pourtant retrouvé les échos des tentatives de Mosetig dans un travail de Meurers (Aix-la-Chapelle), qui conclut à l'amélioration évidente des résections articulaires, par le plombage iodoformé et, dans un article de Garré (Breslau), qui se sert également du mélange de Mosetig pour remplir les cavités de résection, « obtenant la guérison, dit-il, dans le plus court délai ».

En France, Bérard et Thévenot ont été les premiers

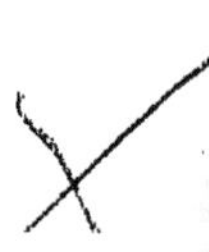

à nous faire connaître la méthode de Mosetig et nous retrouvons dans les différentes publications parues depuis leur mémoire de 1904, la même évolution : plombage des os tout d'abord, essais plus tardifs d'obturation *osseuse* dans les résections articulaires.

Disons pourtant que dans leurs premiers essais, Bérard et Thévenot n'avaient pas hésité à remplir de mélange la cavité résultant d'une résection de l'astragale. Il faut arriver aux thèses récentes de Jouct (Bordeaux, 1908), et Collenet (Lyon, 1908), pour trouver quelques observations nouvelles : le plus grand nombre d'entre elles portent sur le genou et l'astragale ; quant à la résection de la hanche, elle est à peine indiquée et le mélange de Mosetig paraît plutôt y avoir joué le rôle de pansement.

Enfin, depuis le mois de novembre 1907, époque à laquelle le docteur Vignard appliqua pour la première fois en France la méthode de Mosetig à la résection de la hanche (le malade a été présenté à la Société de chirurgie de Lyon au mois de janvier 1908), il nous a été donné de suivre, dans son service, toute une série de réséqués; c'est de l'étude de ses observations qu'est né notre travail.

TECHNIQUE GÉNÉRALE
SUITES OPÉRATOIRES
ÉVOLUTION DU PLOMBAGE IODOFORMÉ

I. — Le Mélange.

1° *Sa préparation.* — On fait fondre dans une capsule de porcelaine de l'huile de sésame et du blanc de baleine à parties égales. A la température de 80° centigrades ces deux substances se mélangent et prennent l'aspect d'un liquide huileux, assez clair : on le fait passer à travers un filtre dans un ballon de verre et on le stérilise au bain-marie.

Ayant mis ensuite 40 grammes d'iodoforme très finement pulvérisé et non cristallisé dans une éprouvette de verre, stérilisée, on y ajoute 60 grammes du mélange précédent, en remuant constamment, à l'aide d'un agitateur de verre, jusqu'à la prise de toute la masse.

Il faut que ce mélange se fasse très soigneusement pour que l'iodoforme soit également distribué et que la masse devienne très homogène ; on y réussira bien en se servant d'une éprouvette cylindrique, haute et étroite, qu'on ne remplira jamais complètement, mais dont le quart supérieur au moins restera vide. Quand l'homogénéité est complète, on laisse le mélange refroidir en continuant à agiter; son durcissement commence vers 50 à 60° centigrades.

Ainsi préparé, le mélange est conservé dans l'éprouvette fermée par un bouchon de caoutchouc stérilisé ou plus simplement par un tampon de ouate.

Retenons déjà deux points importants : avoir un mélange homogène, avoir un mélange aseptique. On n'obtiendra rien sans une asepsie rigoureuse et, comme le conseille Kotzenberg, si le chirurgien n'a pas à sa disposition un pharmacien rompu à la technique bactériologique, qu'il n'hésite pas à préparer lui-même son mélange pour en être bien sûr.

2° *Son aspect.* — Après le refroidissement, il forme une masse jaune, assez dure, s'émiettant facilement. Si la préparation n'a pas été bien faite, l'iodoforme, plus lourd, gagne le fond de l'éprouvette et la partie huileuse se prend à la surface.

3° *Sa composition.* — Ainsi préparé, il comprend :

Iodoforme	40	parties
Huile de sésame	30	—
Blanc de baleine................	30	—

soit une proportion de 40 p. 60 d'iodoforme. On pourrait varier la proportion d'iodoforme, dit Mosetig, mais cette formule est celle qui s'est toujours le mieux comportée.

Ayant eu des intoxications, Elsberg n'emploie que 20 p. 100 d'iodoforme. C'est une erreur, à notre avis, car l'intoxication ne peut se produire sans un défaut de technique, sinon elle se produirait aussi bien avec 20 p. 100 d'iodoforme et avec des doses infiniment moindres.

En pratique, on gardera la formule ci-dessus qui permet d'employer sans danger des doses considérables d'iodoforme, puisque nous avons vu introduire jusqu'à 150 grammes de mélange dans des cavités articulaires sans le moindre signe d'intoxication.

4° *Emploi du mélange à l'état liquide.* — C'est ce que faisait Mosetig. Le plus simple est de chauffer au bain-marie l'éprouvette où l'on conserve le mélange pour le porter à une température de 55 à 60° centigrades, jamais plus : il se produirait une décomposition de l'iodoforme qui mettrait l'iode en liberté; la fluidité de l'émulsion n'augmenterait pas sensiblement et enfin il est bien inutile que le refroidissement de la masse coulée dans la cavité et sa consolidation dure trop longtemps et prolonge la fin de l'opération.

Si l'on veut faire les frais d'une instrumentation plus parfaite on peut employer un récipient construit sur les indications de Mosetig, le thermophore de Nicolas Hackmann. Cet appareil permet d'éviter le surchauffage du mélange; il empêche aussi que celui-ci se liquéfie inégalement ou refroidisse trop vite vers le col du flacon, ce qui oblige à le chauffer de nouveau. Il assure enfin une stérilisation plus complète de l'éprouvette et permet de la garder stérile pendant l'opération.

5° *Emploi du mélange à l'état pâteux.* — « Lorsque, il y a cinq ans, je commençais mes essais (écrivait Mosetig en 1904), je me servais d'une pâte iodoformée de la consistance d'un mastic de vitrier. Mais j'eus bientôt la conviction que pour réussir il fallait remplir la cavité complètement, ce qui ne pouvait s'obtenir qu'avec une masse liquide se solidifiant ensuite rapidement. »

De tous les continuateurs de Mosetig, Elsberg est le seul qui n'ait pas suivi cet avis et qui ait employé le mélange suivant la première manière, c'est-à-dire à l'état de ciment. Or, pour avoir surtout appliqué la méthode de Mosetig aux résections articulaires, le docteur Vignard n'a pas tardé à se séparer de la technique classique sur ce premier point et à laisser au mélange une consistance plus ferme, l'introduisant à l'état de pâte et non pas à l'état liquide.

En effet, il ne s'agit plus simplement de remplir une cavité osseuse préparée à cet effet et s'offrant au mélange liquide comme une petite cupule plus ou moins régulière, mais de forme invariable où il pourra se solidifier lentement; il faut, pour obturer la cavité de résection, à parois mi-osseuses, mi-fibreuses, partant moins étanches, moins aptes à permettre une solidification régulière de la masse, un mastic véritable, capable même de servir de substratum aux parois qui se moulent pour ainsi dire sur lui.

Le mélange iodoformé chauffé très légèrement joue admirablement ce rôle. Rien n'est plus aisé de bien le presser, de le tasser pour qu'il pénètre tous les recoins de la cavité : il suffit d'employer à cet effet *des tampons de gaze, auxquels le mélange n'adhère pas*, et la pénétration des moindres recessus, même s'il s'agit de cavités uniquement osseuses, paraît être aussi parfaite qu'en usant du mélange à l'état liquide.

Nous avons dit qu'une fois préparé le mélange de Mosetig est conservé dans des flacons stérilisés et hermétiquement clos. Mais ceux-ci sont peu commodes, difficiles à manier, à garder aseptiques, il faut les chauffer au bain-marie, le mélange ne reste pas uniformément à la même température et par suite son homogénéité n'est plus parfaite.

Aussi, un premier perfectionnement consiste à le conserver dans des tubes à couleurs (comme ceux dont on se sert depuis longtemps pour conserver la vaseline stérilisée). On stérilise d'une part ces tubes ouverts par leur extrémité inférieure, dans l'étuve à 120°, pendant que l'on porte le mélange dans son flacon quatre ou cinq fois de suite à une température voisine de 80 à 100°; on le verse ensuite dans le tube métallique dont on ferme immédiatement le fond.

Pour l'employer, on l'immerge dans l'eau chaude bouillie, et avant d'exprimer le mélange par l'orifice supérieur du tube on flambe soigneusement celui-ci.

Pour pénétrer dans les cavités profondes, le docteur Bérard, chirurgien de l'Hôtel-Dieu, a fait construire des canules nickelées, de dimensions, de volume et de courbures variables, permettant par conséquent de porter le mélange dans les recoins les plus éloignés d'une cavité; ces canules se vissent sur le tube rempli de mélange. Ce petit point de technique facilitera beaucoup le plombage dans la profondeur, quand on coulera le mélange à l'état de mastic fusant avec peine par l'orifice rétréci du tube, tandis qu'on pressera sur l'extrémité inférieure de celui-ci.

II. — Préparation des cavités.

Au cours des résections, le chirurgien rencontrera souvent des cavités *osseuses* à obturer. Nous dirons donc quelques mots de la technique qui convient à leur préparation.

Celle-ci doit être extrêmement minutieuse et faite avec une grande patience, en y mettant tout le temps nécessaire. Mosetig s'attache à la décrire longuement, y insiste et y revient sans cesse : c'est de ce temps opératoire que dépend tout le succès futur et il n'est pas douteux que les bons résultats obtenus par le créateur de la méthode sont dus surtout à la perfection de sa technique sur ce point particulier.

Il y a trois temps à considérer : le nettoyage de la cavité, l'hémostase et l'asséchement.

1° *Nettoyage de la cavité.* — Il vaudrait mieux dire : création d'une cavité à parois nouvelles, car il faut enlever le plus complètement possible tout ce qui peut paraître simplement douteux et on doit tailler en plein os pour dépasser largement les lésions et rénover complètement les parois de la cavité.

Faut-il pour cela une instrumentation spéciale ? Cela paraît parfois inutile, mais si on dispose d'énergie électrique, on emploiera avec avantage les scies circulaires et des fraises de formes variées.

Mosetig a fait construire à cet usage un porte-scie avec protecteur dont on trouvera une description très exacte dans la thèse de Rottenstein.

Si l'on ne peut avoir ces instruments on se contentera de travailler avec le ciseau, la gouge et le maillet, les curettes tranchantes. Le perforateur cranien de Doyen peut rendre des services.

D'ailleurs chez l'enfant, comme le fait remarquer très justement Nové-Josserand, ces instruments suffisent largement, car les os se laissent facilement attaquer et complètement nettoyer avec les curettes et le couteau-gouge. On creusera ainsi en ne se préoccupant que d'atteindre le tissu osseux sain, sans prendre garde à la forme que prendra la cavité, car plus tard le mélange se fraye un chemin partout. La curette donne un dernier coup; si à ce moment on est encombré de petits copeaux osseux, on peut faire un lavage de la cavité; Mosetig se servait pour cela d'une solution de formol à 1 p. 100; on peut employer également une solution d'eau oxygénée, qui a l'avantage d'être hémostatique, mais l'eau bouillie peut suffire, car il s'agit surtout d'une action mécanique.

2° *Hémostase.* — Il est évident que toutes les fois que cela est possible il faut opérer avec la bande d'Esmarch. Parfois, malheureusement on ne peut l'appliquer et il suffit d'avoir vu opérer une ostéomyélite, par exemple, pour comprendre combien il peut être difficile de tarir complètement ces hémorragies osseuses que d'habitude on finit par abandonner sous un tamponnement énergique qui reste en place deux ou trois jours. Ici, même s'il s'agit d'hémorragies peu abondantes, de légers suintements d'origine veineuse, d'écoulement minime par les canaux de Havers, il faut en venir à bout de suite et ne pas les négliger.

Qu'on tamponne donc fortement, soit avec des tampons ordinaires ou imbibés d'eau oxygénée, soit en bourrant pour un instant la cavité avec des mèches de gaze.

On peut employer avec succès la chaleur rayonnante du thermocautère, plus exceptionnellement des solutions d'adrénaline (Bérard, Elsberg).

3° *Séchage.* — Une hémostase parfaite est la première condition pour obtenir une cavité absolument sèche, sans laquelle l'obturation est impossible. Deux méthodes sont réalisables pour compléter cet asséchement, suivant qu'on use d'un courant d'air froid ou chaud. L'emploi de l'air froid avec l'appareil dû à Mosetig est réellement peu commode : aussi ne nous y arrêtons-nous pas ; nous ne citerons que pour mémoire l'appareil de Silbermarck et celui beaucoup plus simple et fort pratique qu'a décrit Rottenstein dans sa thèse, amenant tous deux l'asséchement par l'air chaud.

Le docteur Vignard a eu l'idée de faire servir la trompe à eau au séchage : ce perfectionnement est le point le plus intéressant de sa technique, car il permet de réaliser *en même temps* l'hémostase.

Voici comment. La trompe à eau étant mise en marche, on visse sur le tuyau d'aspiration une grosse canule qu'on porte dans la cavité et qui réalise parfaitement l'hémostase des petites hémorragies et des suintements osseux, après que les vaisseaux ont été liés dans les parties molles.

D'autre part, on adapte sur le tuyau par lequel se fait le refoulement d'air un thermocautère surmonté d'une sorte de capuchon métallique doublé d'amiante et percé à son extrémité en pomme d'arrosoir : ainsi, tandis que l'opérateur aspire le sang et les liquides, un aide projette l'air chaud dans la cavité et on réalise à la fois, de façon parfaite, l'hémostase et l'asséchement.

III. — Coulage du mélange.

La cavité est prête; si l'on emploie le mélange à l'état liquide, il faut alors le verser directement de l'éprouvette qui le contient dans la cavité en allant très lentement, mais sans ménager la quantité et en versant même à plein bords pour que le mélange se répande bien dans tous les recoins et puisse pénétrer tous les interstices.

La cavité étant remplie, on enlève soigneusement les particules de mélange qui se sont répandues sur les parties molles et on laisse sécher le mélange.

« Il est inutile de chercher à ce moment un refroidissement rapide par de la glace ou des pulvérisations d'éther : l'attente patiente suffira et on peut se contenter d'ailleurs de la consolidation en surface du mélange pour suturer les plans superficiels et terminer l'opération. »

En usant du mélange à l'état de mastic, c'est encore plus simple : il suffit, comme nous l'avons vu, de le presser à l'aide de tampons (et non avec des instruments métalliques qui adhèrent au plombage), et on n'a pas besoin d'attendre que le refroidissement lui donne une consistance suffisante pour suturer et terminer l'intervention.

IV. — Marche générale de la résection suivie de plombage.

Nous décrirons, à propos de chaque articulation, les voies d'abord de chacune d'elles et le tracé des incisions. Le seul précepte général à poser dès maintenant c'est la nécessité de faire des incisions qui donnent accès *par en haut* sur l'articulation, de fermer toutes les incisions complémentaires demandées par la plus ou moins grande diffusion des lésions, enfin, de ménager une capsule ligamenteuse et périostique aussi continue que possible, tout en réséquant autant d'os qu'il sera nécessaire pour dépasser les lésions.

Souvent chez les enfants on peut se borner à de larges évidements qui gardent la coque et la forme de l'os et satisfont, sous une apparence conservatrice, à la nécessité d'un nettoyage et d'une abrasion radicale de tous les tissus malades.

On curettera très soigneusement les poches d'abcès et on poursuivra à la curette et aux ciseaux toutes les fongosités, en excisant les tissus douteux et les trajets fistuleux.

La résection osseuse proprement dite achevée, on procèdera au nettoyage de la cavité et à celui des évidements osseux qui en dépendent, à son hémostase et à son asséchement, comme il a été indiqué plus haut, à l'aide de la trompe à eau.

Ceci fait, on enlève la bande d'Esmarch qui doit être employée toutes les fois qu'il sera possible.

On lie les vaisseaux qui saignent; on pratique un nouvel asséchement à la trompe et l'on remet la bande d'Esmarch.

Si on veut faire du *plombage immédiat*, on coule aussitôt le mélange, qui doit être à l'état de mastic fusant avec peine par l'orifice rétréci du tube, tandis qu'on presse sur l'extrémité inférieure de celui-ci. Souvent alors, du sang revient par-dessus le mélange; il suffit de reprendre un instant la trompe pour le faire disparaître. On a soin de bien presser le mélange, de le tasser pour qu'il pénètre tous les recoins de la cavité. Enfin, on procède aux sutures.

Il ne faut pas mettre de drains ou, si l'on en met un petit, le placer dans les parties molles, avant de couler le mélange, en le faisant sortir en dehors de la ligne de suture. Il ne reste plus qu'à faire un gros pansement et à immobiliser en plâtre.

Les suites opératoires sont ordinairement des plus simples, c'est à peine si, le lendemain de l'opération, on observe une élévation thermique qui peut atteindre 39°, mais tout rentre rapidement dans l'ordre. Le plus souvent, cette élévation ne dépasse pas 38°, et il nous est arrivé de voir la température tomber à la suite du plombage au-dessous de ce qu'elle était dans les jours précédents.

Mais, le plus souvent, on doit faire le plombage *dans un deuxième temps*. Aussi, après avoir bien nettoyé la cavité de résection, on terminera l'intervention en plaçant d'avance les fils métalliques pour éviter des hémorragies cutanées au moment du deuxième temps de l'opération; pour cela, il faut avoir soin de prendre très épais dans les parties molles et loin des bords, de la peau amincie, friable, toute prête à couper sous la traction des fils. Puis on bourre la cavité avec des tampons imbibés d'eau oxygénée, et on fait un gros pansement.

On peut, si l'on veut, faire une contre-ouverture en dehors de la ligne des sutures pour drainer les parties molles.

Le pansement sera vite traversé, au moins par l'eau oxygénée: on le renforcera et on attendra au moins deux jours.

Si le malade n'a pas de fièvre, on peut alors procéder au plombage: si la température s'élève ou reste élevée, il faut faire un deuxième pansement au bout de trente-six à quarante-huit heures, avec des précautions minutieuses. On renouvelle les tamponnements jusqu'à ce que la température ne dépasse pas 37°7 ou 37°8. Ce n'est qu'alors qu'on peut plomber.

Cette intervention en deux temps est plus sûre, même dans les cas où les parties molles ne sont pas altérées, à cause du suintement hémorragique. *Elle s'impose lorsqu'il y a des fistules et que l'articulation est infectée.*

L'ablation des fils est un temps délicat et qui ne doit pas être livré au hasard. Lorsque la peau est altérée, qu'elle est tendue par la suture, il ne faut pas laisser celle-ci plus de sept jours, et on se trouvera bien de regarder la ligne de suture au cinquième jour et d'enlever, à ce moment-là, un fil ou une agrafe sur deux. Lorsqu'au contraire, et cela est surtout vrai dans les plombages primitifs, la plus grande partie de la peau est saine, on peut, sans inconvénients, laisser la suture en place pendant un mois et plus.

Les fistulettes ne seront pas cautérisées au nitrate d'argent : son mélange avec l'iodoforme paraissant ulcérer plutôt les bords. On pansera au vin aromatique ou à l'huile goménolée.

V. — **Question de l'intoxication iodoformée.**

C'est la crainte, d'ailleurs injustifiée, de l'intoxication iodoformée qui a arrêté bien des opérateurs et qui a poussé nombre d'autres à chercher des formules nouvelles et moins toxiques.

Mosetig déclare qu'il n'est pas possible de concevoir l'intoxication avec sa méthode : « Celle-ci se voit parfois après l'emploi de la poudre d'iodoforme ou des émulsions chez les individus qui ont de l'idiosyncrasie, chez lesquels une activité plus ou moins grande des voies lymphatiques produit une absorption plus considérable. Mais le plombage est une émulsion solidifiée, qui n'est influencée que par les « granulations » de la plaie, lentement et progressivement formées : une absorption en masse, une absorption rapide de l'iodoforme ne peuvent s'imaginer ».

A l'appui de cette assertion, citons d'abord une observation de Kotzenberg, très remarquable parce que le malade avait une idiosyncrasie très prononcée pour l'iodoforme : il ne réagit pas du tout après le plombage.

Mosetig a souvent usé de 100 ou 150 grammes de mélange, sans inconvénients; dans nos observations, il en a été également employé jusqu'à 100 grammes et davantage.

Bérard, lors de ses premiers essais, a cherché plusieurs fois la réaction de l'iodoforme dans les urines : il n'en a décelé que des traces insignifiantes et le plus souvent n'a rien trouvé.

On peut donc conclure que le mélange de Mosetig n'entraîne pas de phénomènes d'intoxication, parce que l'iodoforme, pris dans une masse solide et rétractée, formée par le blanc de baleine et l'huile de sésame, ne s'absorbe que très lentement. Cette absorption se trahit par une réaction que l'on a coutume de rechercher dans les empoisonnements par l'iodoforme : c'est l'épreuve dite du calomel; lorsqu'on fait saliver le malade en puissance d'intoxication iodoformée, sur de la poudre de calomel, on voit celle-ci jaunir et donner lieu à une pâte de la couleur de l'iodoforme (Poncet).

Nous avons recherché cette réaction sur plusieurs malades, elle ne fait presque jamais défaut, même après deux ou trois mois. Les malades, qui offraient cette réaction, n'avaient, d'ailleurs, aucun autre signe d'intoxication iodoformée; bien plus, leur état général était excellent et leur appétit avait notablement augmenté depuis l'opération.

VI. — **Évolution du plombage.**

1° *Macroscopiquement.* — C'est l'examen par des radiographies successives qui permet de suivre la résorption graduelle du plombage, envahi peu à peu par les bourgeons, disparaissant à mesure que se forme l'os nouveau, qui finit par occuper toute la cavité primitive. Le mélange intercepte, en effet, les rayons X, et il est facile de suivre la diminution progressive de l'ombre projetée sur les clichés. Cette résorption dépend évidemment de la quantité de mélange introduite, et peut durer extrêmement longtemps si celle-ci a été considérable; par exemple, dans une cavité tibiale, du volume d'un œuf de poule, on voit encore des traces de plombage au bout d'un an; elle dépend aussi de la qualité des parois osseuses, normales ou plus ou moins poreuses, parfois scléreuses.

2° *Microscopiquement.* — Silbermark a publié, dès 1905, une étude détaillée des phénomènes qui se passent sur la paroi osseuse au contact du mélange. Ses expériences ont porté sur de jeunes chiens; dans les os des membres postérieurs, après section du périoste, il creusa à la fraise, avec toutes les précautions aseptiques possibles, un trou large de six millimètres, allant, à travers la corticale et la moelle, jusqu'à la paroi osseuse du côté opposé; ce trou fut ensuite plombé suivant la technique de Mosetig, le périoste et la peau suturés, la plaie fermée au collodion. Silbermark préleva, plus tard, des segments osseux à des intervalles variables, de sorte que ses coupes se suivirent du troisième au trente-cinquième jour après l'intervention.

Leur examen montra bien l'envahissement du plombage par des néoformations osseuses; on y voit tous les détails de l'ostéogénèse. Il y a surtout un élargissement très net des petits canalicules osseux adjacents à la cavité, qui sont remplis d'un grand nombre d'ostéoblastes. Dans la cavité, se forme, tout d'abord, un tissu de cellules fusiformes, fibroplastiques, où, de bonne heure, apparaissent des travées de tissu ostéoïde, qui se chargent peu à peu de sels calcaires, produisent du tissu spongieux; celui-ci finit par prendre contact avec la lame du tissu osseux compact. Le périoste contribue également à la formation de l'os nouveau.

INDICATIONS, TECHNIQUE, OBSERVATIONS ET RÉSULTATS SUIVANT CHAQUE ARTICULATION

I. — **Membre inférieur.**

Au pied, après les évidements des *petits os du tarse*, et, même après l'évidement du *calcanéum*, surtout chez l'enfant, le plombage se rapprochera davantage d'une obturation que d'une résection véritable, suivie de plombage, les articulations existant plutôt au point de vue anatomique qu'au point de vue pratique, et nous n'avons pas lieu d'insister davantage; on est ramené au plombage osseux simple.

TIBIO-TARSIENNE

On emploiera les incisions classiques sur le côté externe et le côté interne du cou-de-pied, en y ajoutant les incisions de décharge nécessaires. Quand la résection de l'astragale est faite dans un but purement orthopédique, on peut se contenter d'une seule incision externe.

Au contraire, dans les ostéo-arthrites fongueuses du cou-de-pied, il est nécessaire de faire des incisions de décharge complémentaires. On les refermera avec soin, en gardant seulement une ouverture externe pour verser le mélange.

On ne fera aucun drainage. Les sutures pourront être laissées un mois et demi à deux mois.

Les heureux résultats de la résection de l'astragale en ont fait une opération à laquelle on a volontiers recours. Il faut avoir vu marcher, courir et sauter les réséqués de l'astragale, six à huit mois après leur résection, pour se rendre compte de la perfection à laquelle peut arriver la restauration fonctionnelle du pied.

Cela ne signifie point que seule l'astragalectomie peut guérir les tuberculoses tibio-tarsiennes et de l'arrière-pied, mais elle fait merveille dans les cas un peu graves et elle reste la seule ressource lorsque des lésions sont étendues, ont envahi les gaines ou lorsque l'articulation sous-astragalienne est prise.

Sans doute on ne réséquera pas d'emblée toutes les arthrites tibio-tarsiennes, mais on le fera dès qu'on soupçonnera la présence de pus ou lorsque des fongosités distendant le cou-de-pied lui imprimeront cette forme classique en bourrelet avec gonflement rétro-malléolaire double. L'existence de fistules, à moins qu'elles ne soient trop nombreuses, ne sera pas un obstacle au plombage. On réséquera à plus forte raison lorsqu'on supposera des lésions concomitantes de la *sous-astragalienne*, extrêmement fréquentes, on le sait, souvent insoupçonnées et qui expliquent l'insuccès des ponctions et des injections faites dans la tibio-tarsienne. Seule la résection permet un nettoyage complet et les délais du séjour, indiqués dans nos trois observations, montrent bien que le procédé du plombage, en évitant les pansements douloureux difficiles et indéfinis, permet d'allier à une extirpation complète des foyers atteints, les bienfaits d'un traitement à la campagne ou à la mer, en dehors de la surveillance du chirurgien.

Observation A

Arthrite tuberculeuse tibio-tarsienne droite.

D... François, 14 ans 1/2. Entré à Saint-Augustin le 3 février 1908. Rien dans ses antécédents héréditaires. Deux sœurs en bonne santé. Rougeole à 3 ans. L'affection a débuté il y a vingt mois et fut soigné par des pointes de feu et deux plâtres. L'enfant, dont l'état ne s'est pas amélioré, est amené à l'hôpital. L'articulation est très douloureuse, gonflée, présentant le bourrelet caractéristique. Ganglions inguinaux.

Intervention. — Astragalectomie par incision latérale externe ; les lésions prédominent sur la face externe et à la partie supérieure de la mortaise. L'articulation est pleine de pus qui s'échappe dès l'ouverture.

La cavité est remplie de mélange de Mosetig; attelle plâtrée.

15 février.— L'enfant part pour deux mois, dans un plâtre.

2 avril. — Revient ; second plâtre, pour un mois.

20 mai. — Le malade, revenu hier, va tout à fait bien. La plaie est fermée.

5 juin. — L'enfant part avec un soulier orthopédique et marche avec une canne. En quatre mois, après *deux pansements* seulement, la cicatrisation est donc complète. La radiographie, faite deux mois après, montre encore une grande partie du mélange en place.

Observation B

Tuberculose de l'épiphyse tibiale inférieure avec envahissement de la tibio-tarsienne.

M... Henriette, 5 ans. Entrée à Sainte-Renée le 11 mai 1908. Rien dans ses antécédents héréditaires. Seule enfant. L'affection actuelle a débuté, il y a quinze mois, par de la douleur du pied, mais ce n'est que depuis le mois d'août qu'une fistule est apparue.

Actuellement. — Pied tuméfié à partir des malléoles, qui

PLANCHE 1

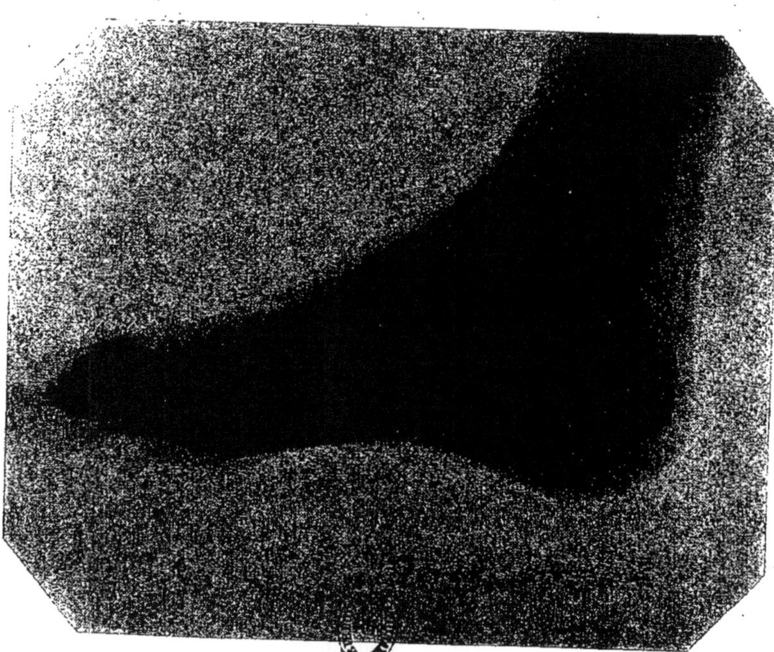

Obs. A. — D... François. Astragalectomie. Une partie du mélange encore en place. Radiographie deux mois après.

sont, elles-mêmes, épaissies. La pression sur la malléole interne n'est pas douloureuse ; sur l'externe, fistule à bords violacés et déchiquetés, par laquelle la presion, peu douloureuse, fait sourdre quelques gouttes de pus. Les mouvements de la tibio-tarsienne sont intacts et non douloureux ; légère fluctuation dans la gouttière rétro-malléolaire. Gros ganglions inguinaux.

9 juin. — Astragalectomie. Il semble d'abord que l'articulation soit intacte, mais à la partie postéro-inférieure de celle-ci, on découvre, dans l'épiphyse tibiale inférieure, une perforation qui admet l'extrémité du petit doigt et conduit dans une cavité pleine de fongosités, se déversant dans l'intérieur de l'articulation. Asséchement soigneux de la cavité et curettage. Tamponnement à la gaze, imprégnée d'eau oxygénée.

11 juin. — Plombage.

23 juin. — La malade part sur les instances de sa mère. On fait le premier pansement. L'état local est assez satisfaisant, mais on laisse tous les fils, dont deux ont lâché.

Un peu de mélange, qui devait être en excès dans les parties molles, apparaît entre les fils.

Août 1908. — La cicatrisation est complète ; on enlève les derniers fils.

15 octobre 1908. — L'enfant, dont le pied a été mis en plâtre par mesure de précaution, est libérée de tout appareil. L'articulation est sèche, non douloureuse, animée de petits mouvements spontanés de flexion. On fait faire un soulier orthopédique.

La malade a subi *deux pansements* et a fait à l'hôpital un séjour de *quatorze jours*, au lieu de trois ou quatre mois qui eussent été nécessaires pour arriver au même résultat. Nous croyons aussi que les lésions de la mortaise tibiale eussent mis plusieurs années à guérir par de simples injections.

La radiographie montre que le mélange a disparu. Quant à la reconstitution de l'articulation, la transparence du tissu de cicatrice ne permet pas de l'apprécier *de visu*. Mais, au point de vue fonctionnel, il semble que le résultat soit parfait.

Observation C

Due à l'obligeance du Dr Leriche.

Tumeur blanche tibio-tarsienne. — Astragalectomie.

D... Claude, 26 ans. Entre le 10 avril 1908 dans le service de M. Poncet, pour une tumeur blanche tibio-tarsienne, ayant débuté, il y a un an, par de la gêne progressive et des douleurs. A l'examen, on constate une déformation marquée du cou-de-pied, à siège tibio et médio-tarsien ; le pied est en équinisme. Les mouvements de flexion et d'extension sont douloureux. Il y a une fistule sur le bord externe du pied, au niveau du cuboïde ; récemment ouverte, elle laisse suinter un liquide séro-grumeleux; ganglions dans l'aine; bref, ostéo-arthrite fongueuse du cou-de-pied, à point de départ cuboïdien probable.

13 avril. — Astragalectomie, après dissection des trajets fistuleux, sous la bande d'Esmarch. Il y a de nombreuses fongosités et du pus dans l'articulation ; le cuboïde est peu malade ; il est raréfié ; mais, le maximum de lésions est sur l'astragale. La petite apophyse du calcanéum et le scaphoïde sont également atteints. Toilette minutieuse des fongosités. Ablation de la bande d'Esmarch. Assèchement soigneux de la cavité au thermo-cautère : l'hémostase demande trois quarts d'heure. Suture de l'incision interne. Je coule alors du mélange, mais la cavité est énorme et je n'en ai pas assez : il reste une cavité externe du volume d'une noix ; je tamponne à ce niveau par une mèche de gaze iodoformée, et je recouds la plaie en laissant simplement une cheminée d'extraction pour la mèche. Plâtre.

Suites très satisfaisantes ; le malade ne souffre pas et n'a pas eu la moindre élévation de température. Premier pansement au bout d'*un mois ;* ablation de la mèche. Le pied est sec, non douloureux, et le pansement ne demande que quelques minutes. On remet le même plâtre.

Deuxième pansement quinze jours plus tard ; aux premiers

PLANCHE

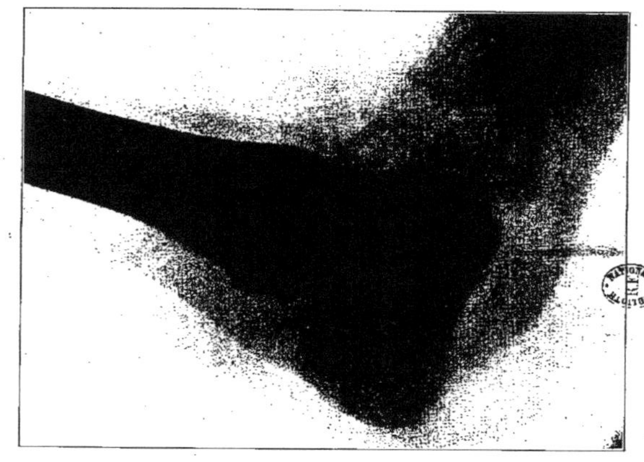

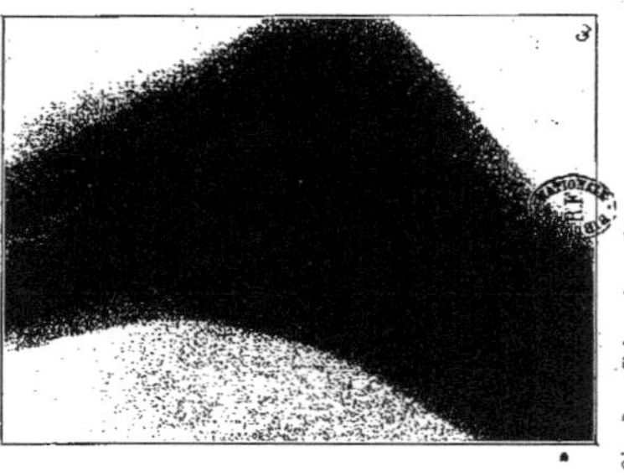

jours de juillet, le trou restant est presque complètement fermé, et il ne s'est pas éliminé une parcelle de mélange. Le pied, nullement douloureux, a de petits mouvements d'extension et de flexion ; l'état général est excellent ; le malade a engraissé, mange beaucoup et n'a jamais souffert.

25 juillet. — Curettage d'une gomme tuberculeuse sous-cutanée à la partie interne du talon, apparue depuis peu ; on examine sous anesthésie s'il n'y a pas eu une repullulation articulaire sous-jacente ; il n'y a rien ; l'articulation, absolument sèche, non douloureuse, est complètement guérie. Le malade peut s'appuyer sur son pied sans souffrir ; on ne le laisse, par prudence, marcher qu'avec des béquilles, et une immobilisation relative en lui interdisant de s'appuyer sur son pied.

La radiographie, à cette époque, montre qu'il persiste encore du mélange au centre de la cavité articulaire. Le résultat orthopédique est aussi satisfaisant que possible.

GENOU

Au genou, outre que la résection chez l'enfant n'est jamais indiquée avant la fin de la croissance, l'absence de cavité articulaire ne permet qu'un emploi limité et peu intéressant du plombage. Cependant, dans les cas de synovectomie avec évidement et curettage de foyers osseux limités, il peut être utile de combler les petites excavations ainsi produites par du mélange.

C'est ce qu'a fait Mosetig et nous pourrions placer ici 58 observations résumées, qu'il a publiées, mais leur lecture serait d'un intérêt médiocre : qu'il nous suffise de savoir que ce plombage osseux peut modifier heureusement les suites opératoires de la résection du genou en réduisant la surface des cavités suintantes, attenant plus ou moins aux extrémités réséquées et en jouant ainsi le rôle d'une sorte de tamponnement idéal qui remplace avec avantage les mèches dont on bourre ordinairement ces excavations. Mais il n'y a pas là, à proprement parler, de cavité interosseuse à combler puisqu'on cherche par tous les moyens la synostose immédiate : que l'on mette ou non du mélange, la réunion se fera tout aussi bien.

HANCHE

La longueur du traitement opératoire de la coxalgie, ses dangers vitaux et fonctionnels, le raccourcissement plus ou moins accentué qui est à peu près fatal; sont autant de raisons qui ont fait reculer les chirurgiens devant cette intervention et leur ont fait réserver la résection à des cas particulièrement graves, presque désespérés ou sur lesquels le traitement conservateur et les injections modificatrices n'avaient eu aucune prise ; or, c'est dans son application à la résection de la hanche que la méthode de Mosetig est susceptible de donner beaucoup; c'est là également qu'elle est la moins bien connue, puisque les observations qui suivent sont les premières tentées en France. Nous insisterons donc davantage sur leurs détails et les conclusions qu'il conviendra d'en tirer pour voir si les indications classiques de la résection de la hanche peuvent être étendues grâce au perfectionnement que nous allons décrire.

Technique. — Plusieurs incisions cutanées ont été préconisées qui toutes ont eu pour but d'aborder plus franchement et plus largement l'articulation. Les unes sont nettement postérieures, les autres latérales, avec une queue plus ou moins postérieure, d'autres enfin sont antérieures. Vincent avait coutume d'employer une incision arciforme à concavité supérieure, dont la partie la plus basse passe à trois et quatre centimètres au-dessous de la pointe du trochanter : elle était suivie de la section et du relèvement préalable du sommet du grand trochanter : c'est le procédé d'Ollier, dit de la tabatière, auquel Mosetig semble être resté fidèle, car c'est celui qu'il décrit minutieusement dans ses articles sur le traitement opératoire de la coxalgie et auquel il attribue l'excellent résultat fonctionnel de ses résections.

Le Dr Vignard choisit plus volontiers l'incision antérieure, partant de l'épine iliaque, descendant verticalement pour passer entre le couturier et le tenseur du fascia lata : elle a le grand avantage de pouvoir aborder les abcès qui sont le plus souvent antérieurs, et envoient des prolongements soit en dedans, soit en dehors ou franchement externes.

L'incision des plans superficiels achevée on récline les muscles sans les couper, surtout et y compris le psoas.

Rencontre-t-on un abcès chemin faisant ? On l'évacue aussitôt avec un gros trocart monté sur la *trompe à eau*, ce qui permet d'éviter absolument tout écoulement de pus ; si possible on extirpe ensuite sa poche ou tout au moins on en fait un nettoyage rigoureux à la curette suivie d'un chauffage à l'air chaud, et d'aspiration au moyen de la trompe à eau.

Puis on assure l'hémostase de façon absolument complète en tamponnant à la gaze, toutes les parties molles cruentées, avant d'aborder la capsule articulaire. Quand toute hémorragie est tarie, on fait l'incision en croix de la capsule, puis on l'excise dans tous les points où elle est infiltrée par les fongosités. L'articulation est alors à découvert et l'on peut se rendre compte des lésions de la tête et du col.

Si la tête et le col sont atteints au même degré et en partie détruits, leur résection complète s'impose.

Si les lésions sont limitées au col, soit dans sa partie articulaire, soit dans sa portion juxta-trochantérienne, on l'évide en conservant sa paroi postérieure et, pour ainsi dire, la forme générale de l'os. On peut être aussi amené à évider complètement la tête et le col ou la tête seule lorsque la destruction du cartilage à son niveau ou le soulèvement de celui-ci indiquent nettement une lésion sous-jacente.

Dans les deux cas, résection totale ou évidement large, on arrive, en s'aidant au besoin d'un éclairage frontal ou autre, et de l'exploration digitale combinée à la rotation externe et à l'adduction du membre, à avoir un jour étonnant sur le fond de la cavité cotyloïde. On sectionne alors facilement le ligament rond et l'on procède au nettoyage du cotyle. Les séquestres que l'on trouve sont enlevés. On explore minutieusement les os qui limitent la cavité, le pubis et surtout l'ilion, dans lesquels on trouve très souvent des lésions érosives ou séquestrales.

Pour finir on ouvre et on curette s'il y a lieu les abcès fusant dans la fosse iliaque externe ou dans le bassin, soit par le fond de la cavité cotyloïde perforée, ce qui est rare, soit bien plus souvent au-dessous de l'épine iliaque antérieure et inférieure.

Le nettoyage de la cavité de résection étant bien complet, on procède à son hémostase définitive et à son asséchement suivant le procédé que nous avons précédemment décrit et qui est singulièrement facilité par l'emploi de la trompe à eau aspirant le sang d'une part et refoulant l'air chaud de l'autre. A ce moment l'obturation immédiate au mélange de Mosetig est parfaitement réalisable. Le plus souvent elle nécessite un drainage pendant sept à huit jours, établi *en dehors* de la ligne des sutures ; celles-ci seront faites en deux étages, dont le premier réunira au-devant de l'articulation tous les plans fibreux et musculaires susceptibles d'être ramenés, sans tenir aucun compte des poches d'abcès qui auront été curettées au cours de l'intervention, tandis que le second assurera une réunion parfaite de la ligne d'incision cutanée.

Si par contre on ne fait pas de drainage, il faut, dans les dix jours qui suivent et à partir du troisième jour, enlever par deux fois l'appareil plâtré et le pansement, pour ponctionner au besoin les épanchements séro-hématiques presque inévitables et dont la formation se traduira souvent par une élévation de température qui peut atteindre 39°.

En principe, le thermomètre ne doit pas dépasser 38° pendant les trois premiers jours si l'on n'a pas drainé et si l'on a drainé, la température prise indéfiniment, doit osciller entre 37 et 38°.

Toutefois on peut voir dans les quarante-huit heures qui suivent l'opération, une poussée atteignant 39° et dont il ne faudra pas s'alarmer, car passé ce délai la température doit baisser d'une façon régulière et son évolution ultérieure rentre dans les cadres que nous venons d'indiquer.

Au bout de dix jours on enlève le drain, on fait un grand plâtre sur le pelvi-support tracteur (en laissant, si l'on veut, une fenêtre au niveau de la ligne d'incision, obturée par un pansement aseptique) et au bout de vingt-cinq jours, si aucun incident n'est survenu, l'enfant peut être envoyé à la campagne sans plus de précautions que s'il avait été immobilisé primitivement et sans intervention dans un plâtre.

Les fils seront enlevés au bout du deuxième ou du troisième mois, ou encore au bout du premier, si l'on veut faire un pansement avant de laisser partir l'enfant, pour vérifier l'état de la plaie. Il est bon, pendant les dix premiers jours, de placer une simple attelle plâtrée antérieure, pelvi-crurale, en position d'abduction, en la combinant avec une traction continue à poids variable suivant l'âge du sujet. Cette attelle pourra même être conservée jusqu'au vingtième jour si on veut surveiller plus longtemps l'enfant avant de le mettre dans un grand plâtre définitif.

Lorsqu'on a pratiqué la résection pour une arthrite très suppurée et très fistuleuse, il ne faut pas songer évidemment à une réunion *per priman*. La plupart des fils mis pour rapprocher des parties molles coupent ; et les pansements sont nécessairement plus fréquents, mais ils sont très simples puisqu'il n'y a pas de drains, et se bornent à changer coton et gaze, le mélange restant au fond de la cavité.

Dans les cas de coxalgie avec agrandissement de la cavité cotyloïde, ascension de la tête fémorale bien souvent détruite, il faut tenter de réintroduire ce qui reste de l'extrémité supérieure du fémur dans le fond de la cavité cotyloïde avivée et légèrement creusée, en fixant ensuite le membre en position d'abduction comme on ferait pour une luxation congénitale de la hanche.

Il peut arriver aussi que le fond de la cavité cotyloïde soit effondré et qu'un passage conduise dans le bassin : cela ne sera pas un obstacle au remplissage de cette cavité par le mélange.

Comme on le voit, les soins consécutifs sont peu importants et sont limités à une courte période, puisqu'au bout d'un mois au plus le malade peut être placé dans un grand plâtre et considéré comme un coxalgique ordinaire auquel on fera garder le repos. Il suffira de prendre la température tous les deux jours pour ne pas laisser passer inaperçue une période de fièvre, révélatrice de complications, improbables après un délai de trente jours.

Il est très difficile de préciser exactement à quel moment pourront être permis l'appui sur le membre malade et la marche. A ce point de vue l'articulation de la hanche présente une fragilité particulière, car non seulement elle porte le poids du corps, mais elle est sujette à des déformations graves du fait du glissement en haut du fémur privé en totalité ou en partie de sa tête et de son col. La radiographie sera ici d'un grand secours : elle montrera la résorption du mélange iodoformé et la constitution du tissu de cicatrice. Toutefois, il faut savoir que celui-ci peut être solide malgré que l'articulation paraisse transparente, car les tissus néoformés restent longtemps perméables aux rayons X. Aussi, et malgré la cicatrisation complète de la résection et la solidité apparente de l'articulation, il est prudent de procéder avec lenteur aux tentatives de mobilisation.

Du sixième mois jusqu'à la fin du onzième, on tolérera la marche avec :

a) Une culotte plâtrée empêchant les déformations et les attitudes vicieuses de la hanche ;

b) Une paire de béquilles ;

c) Un soulier chaussant le pied du *côté sain* et présentant une semelle et un talon plus élevés de six centimètres au-dessus du sol que le soulier du pied opposé. Ainsi le pied correspondant au membre malade ne pourra toucher terre.

A la fin de la première année, s'il n'y a ni douleur ni apparition de fistules ou d'abcès, ni attitude vicieuse, ni modification dans la longueur du membre, si l'examen révèle que la solidité de l'ankylose ou de la néarthrose persiste, on permettra la marche avec un appareil à point d'appui ischiatique.'

L'enfant devra être soumis, au moins jusqu'à la fin de la deuxième année, à une surveillance médicale rigoureuse et susceptible de dépister les retours offensifs du mal ou les symptômes d'une déformation de la hanche.

Observations. — Nous faisons précéder nos observations de coxalgie des quatre premiers cas que Mosetig avait traités par le plombage : ce sont les seuls qu'il ait publiés avec des détails, du moins à notre connaissance : on verra que sur certains points elles se rapprochent beaucoup de celles que nous apportons.

PREMIER CAS. — *Coxalgie gauche.*

X..., 16 ans. Malade depuis trois ans et déjà soigné à l'hôpital pour des abcès survenus au cours de sa coxalgie ; était sorti avec des fistules mais pouvant marcher.

10 février. — Revient parce que depuis trois semaines la fistule suppure abondamment et qu'il souffre beaucoup dans la hanche. Fièvre.

La jambe gauche est légèrement fléchie, en adduction et rotation interne ; mouvements actifs et passifs entièrement supprimés. La région fessière gauche est soulevée par un abcès profond ; un peu au-dessous de l'épine iliaque antéro-supérieure, ouverture fistuleuse bordée de fongosités, par où s'écoule un liquide clair ; la sonde y pénètre profondément et va toucher une surface osseuse dénudée, rugueuse. Raccourcissement : 1 centimètre et demi.

14 février. — Intervention ; incision en lambeau, avec résection temporaire du grand trochanter : en éversant les muscles on tombe aussitôt sur un abcès froid. Après l'ouverture de la capsule, on constate que la tête et le col du fémur sont unis au bassin par ankylose.

Résection du col ; extirpation de la capsule, ce qui ouvre un gros abcès postéro-interne. Résection de la tête fémorale, curettage et nettoyage du fond du cotyle et de ses bords, asséchement, plombage. Les deux membres inférieurs sont placés en « position parallèle ». Drainage de la cavité de l'abcès.

Suites sans incidents.

26 mars. — Le malade quitte son lit et on lui donne des béquilles.

Depuis le milieu d'avril il marche avec une semelle de 2 centimètres et demi, sans gêne. La pseudarthrose qui a remplacé l'articulation réséquée permet une certaine mobilité et même des mouvements actifs. Le malade peut s'asseoir.

Radiographie au 1er avril : la tête et le col du fémur manquent, le cotyle fortement élargi, bordé d'exostoses, contient encore un plombage du volume d'une noix : on voit bien la suture métallique du grand trochanter qui le rattache au fémur, sans déplacement.

DEUXIÈME CAS. — *Coxalgie droite.*

Enfant de 7 ans. A commencé à souffrir le 1er mars, après une chute sur la hanche droite. Resta étendu huit mois dans un plâtre. Depuis, abcès; actuellement, fièvre le soir (39° 5), malade très amaigri, sans forces, teint jaune pâle avec les joues rouges de fièvre hectique.

Etat local : jambe droite légèrement fléchie et fixée en adduction; trochanter plus proéminent qu'à gauche, élevé de 2 centimètres. Dans la région inguinale, fistule sécrétant un liquide clair au milieu d'une cicatrice longue de 3 pouces. Seconde fistule, également au milieu d'une cicatrice sur le côté externe; troisième fistule en arrière sous le pli fessier.

3 mars. — Intervention. Après relèvement du lambeau cutanéo-musculaire, on trouve une luxation iliaque, la tête et le col sont absolument détruits. On régularise l'extrémité osseuse à la scie et on voit alors un foyer tuberculeux qui s'enfonce dans la diaphyse, sur la hauteur d'une phalangette environ; extirpation de ce foyer en creusant en tissu sain et plombage de sa cavité.

Le cotyle vide est carié et rempli de fongosités. Extirpation de toutes les parties atteintes qu'on poursuit à la curette et au ciseau jusqu'au fascia pelvis. On trouve enfin sur la paroi externe du bassin un deuxième foyer tuberculeux plus gros qu'une noix, tout à fait au-dessus de l'ischion, cachant un séquestre. Extirpation pénible de la capsule, grattage des trajets fistuleux et des abcès extracapsulaires. Plombage.

Suites sans incidents, avec décroissance rapide de la fièvre. Le malade sort le 27 mars.

Actuellement : mine superbe, marche avec une semelle de 2 centimètres et demi, allègrement et pouvant s'asseoir, grâce à sa solide pseudarthrose.

TROISIÈME CAS. — *Coxalgie gauche.*

Enfant de 5 ans, entre avec une coxalgie gauche compliquée de luxation iliaque: 2 centimètres de différence dans la longueur des deux membres inférieurs. Dans la région fessière est une large cicatrice de 4 centimètres de large, au milieu de laquelle on voit une ouverture fistuleuse : une sonde y pénètre et atteint par un long trajet l'os dénudé.

14 mars. — Intervention ; on trouve la tête et le col très envahis. Comme dans le cas précédent, il y a un foyer tuberculeux qui s'enfonce dans la région intertrochantérienne, jusqu'à trois centimètres du côté de la diaphyse fémorale ; on détruit ce foyer et on le plombe.

Puis nettoyage complet du cotyle carié, plombage, drainage.

Suites compliquées par une forte bronchite et un abcès superficiel du côté du scrotum.

Actuellement, après deux mois, le petit malade marche et s'assied parfaitement ; l'appétit est bon et l'état général ne laisse rien à désirer.

QUATRIÈME CAS. — *Coxalgie.*

Fillette de 11 ans. Il s'agit d'une coxalgie suppurée avec luxation iliaque, sans envahissement capsulaire.

21 avril. — Intervention facile, comparée aux trois autres, parce que la tête du fémur et le cotyle étaient à peu près intacts. On a donc pu les remettre en place après l'extirpation du cartilage sur le cotyle et le fémur, de sorte que le raccourcissement de la jambe luxée, qui était de 3 centimètres à l'entrée, fut réduit à 1 centimètre et demi, après le plombage.

Dans ce cas naturellement on a eu de l'ankylose ; les suites ont été idéales, tout a guéri par première intention et il n'a pas fallu qu'*un seul pansement* pour enlever les sutures cutanées.

Observation I

Coxalgie droite avec abcès fermé. — Mal de Pott dorso-lombaire guéri. — Ostéite du tibia gauche avec abcès fermé.

B... Auguste, 14 ans. Entré à Saint-Augustin le 18 novembre 1907. Parents morts tuberculeux. Rougeole à 6 ans. Mal de Pott, traité à Genève pendant quatre ans et guéri avec une énorme gibbosité. L'affection actuelle daterait de *trois mois* ; elle a débuté par des douleurs dans la hanche droite et de la boiterie ; mais, en réalité, l'enfant se fatiguait depuis longtemps, très facilement, et se tenait toujours en position hanchée sur la jambe gauche. Il y a dix jours, apparition de violentes douleurs nocturnes ; la marche devient presque impossible.

A l'entrée. — Ensellure lombaire très prononcée. Pas de douleurs au repos ; par contre, tous les mouvements sont extrêmement douloureux. La jambe droite entraîne le bassin. Rien au toucher rectal. Abcès à la partie externe du triangle de Scarpa, remontant jusque dans le bassin. Du fait de la flexion irréductible de la cuisse, la mensuration est vaine. On fait une ponction, sans injection modificatrice ; le trocart arrive sur une surface osseuse dénudée, qui est probablement la face antérieure de la tête fémorale.

Radiographie : raréfaction de la tête et du col, avec séquestration probable et séparation de ces deux parties.

7 novembre. — Intervention. Incision antérieure, ouverture d'un gros abcès, qui soulève le psoas ; nettoyage de la poche de l'abcès. Incision verticale de la capsule articulaire ; ablation de la tête fémorale ramollie et dont le cartilage est soulevé; on trouve un gros séquestre sur le bord antérieur de l'os iliaque, au-dessus de l'E. I. A. I, avec abcès allant dans le bassin, qu'on évacue et qu'on nettoie. Autre séquestre au-dessus et en dehors de la cavité cotyloïde. Asséchement long et minutieux à l'air chaud et à la trompe à eau. On remplit les cavités au mélange de Mosetig. Sutures. Fermeture complète.

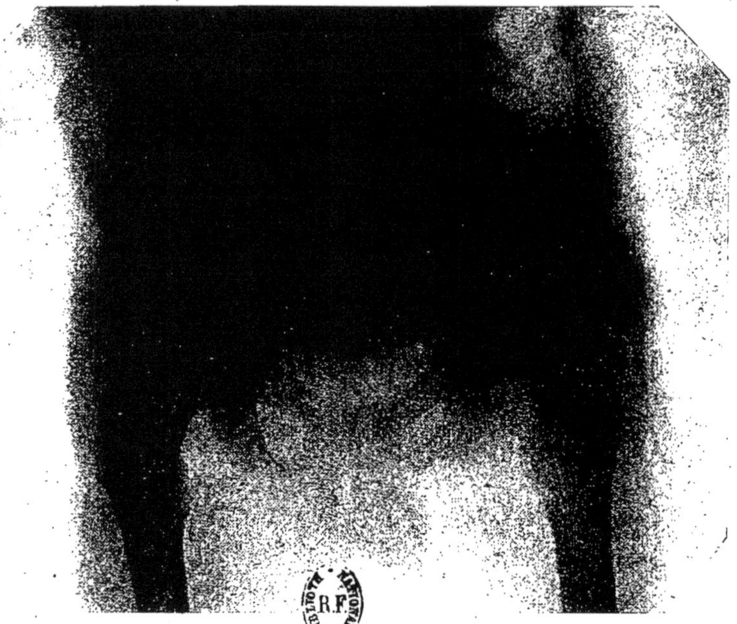

Obs. I. — B... Auguste. Avant l'opération.

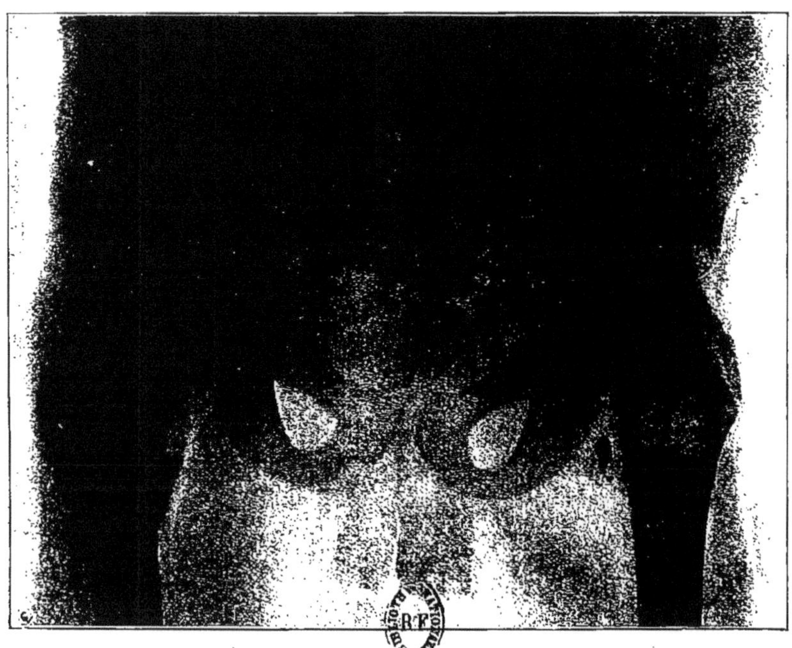

Obs. I. — B... Auguste. Six mois après le plombage.

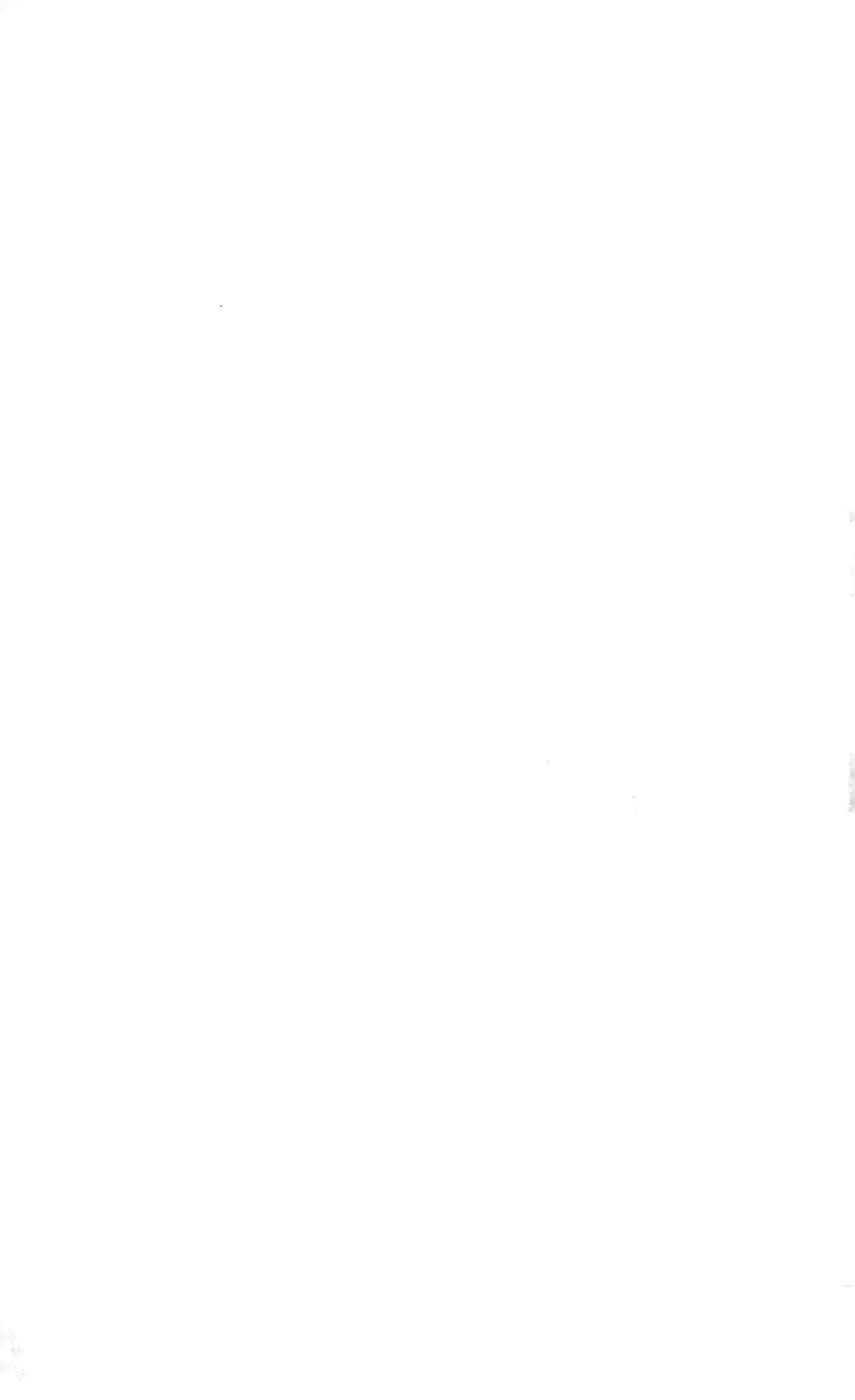

Plâtre en abduction. Attelle antérieure avec traction continue

9 novembre. — Un peu de température. On ponctionne dans la région antéro-latérale de la hanche, vers la portion inférieure de l'articulation, et on retire une assez grande quantité de liquide lie de vin.

Cette ponction est renouvelée deux fois, à trois jours d'intervalle. La température s'est rapidement localisée entre 37° et 38°, après une ascension de deux jours entre 38° et 39°. Six jours après son opération, le malade était apyrétique.

8 février 1908. — Il est apparu vers la face interne du genou un abcès du volume d'une grosse mandarine. Cinq ponctions suivies de cinq injections d'éther iodoformé sont restées sans résultat. Incision de la poche. Curettage. Découverte, sur la face interne du tibia, d'un point d'ostéite qui correspond à un tubercule s'enfonçant profondément dans le tibia, jusque sous le cartilage de conjugaison. On y rencontre du pus et de petits séquestres. La peau est largement décollée. Nettoyage de la cavité ; on y coule du mélange de Mosetig. Suture.

Au premier pansement, qui a été fait dans les huit jours, la plus grande partie de la suture a cédé et le mélange est en grande partie dans le pansement. Il en reste un peu dans la cavité qui, à partir de ce jour, se comblera comme si elle eût été traitée par un procédé ordinaire, avec cette différence toutefois, qu'il a suffi de cinq ou six pansements.

13 mai. — On a enlevé le plâtre, et la radiographie de la hanche montre que le reliquat du mélange est égal environ au volume d'une noisette. Le col est contenu dans l'intérieur d'une cavité cotyloïde, dont les contours osseux sont mal définis. Les mouvements passifs de la hanche sont libres, quoique limités, mais le malade ne fait pas encore de mouvements actifs. Le malade est remis en plâtre.

11 juillet. — Les mouvements de la hanche sont limités dans le sens de la flexion et de l'adduction, mais indolores. Le malade se tient debout et marche sans aucun appui avec une gêne insignifiante. Il a engraissé énormément et son état général actuel contraste de façon saisissante avec la maigreur et la teinte cireuse qu'il présentait à son entrée dans le service.

D'ailleurs, dans la semaine qui a suivi la résection, son appétit a augmenté et s'est maintenu excellent jusqu'à ce jour.

Il y a un centimètre et demi de différence dans la longueur entre le membre sain et le membre réséqué. Il est presque impossible de ramener exactement les deux épines iliaques sur la même ligne transversale, en raison de la déformation considérable de la colonne vertébrale, du fait du mal de Pott guéri.

L'épine iliaque, du côté opéré, reste toujours un peu plus basse que celle du côté sain. Pour des raisons déjà indiquées, la mensuration du membre n'avait pu être faite à l'entrée.

15 octobre. — L'enfant est allé aux convalescents pendant trois mois, avec une culotte plâtrée et des béquilles.

A son retour, nous le trouvons un peu maigri.

Sa hanche est toujours sèche et indolore, il fait lui-même des mouvements de flexion, d'extension, et surtout d'abduction étendus, qui montrent qu'une néarthrose paraît s'être constituée. La mensuration montre que la longueur respective des deux membres ne s'est pas modifiée.

Observation II

Coxalgie gauche.

D... Lucie, 9 ans. Entre à Sainte-Renée le 25 février 1906. Rien dans ses antécédents héréditaires ; a été soignée deux fois déjà dans le service du docteur Bérard ; on lui a fait deux plâtres. A eu des abcès, l'un à la hanche, l'autre à la cuisse.

Actuellement, souffre à la pression sur la face antérieure de l'articulation ; la cuisse est en flexion sur le bassin et en adduction. Signes classiques d'une coxalgie en évolution.

La malade est soignée par des injections de glycérine iodoformée et des plâtres, jusqu'au mois d'août ; puis on fait une série d'injections d'éther et d'huile créosotés, iodoformés, sans succès.

3 décembre 1907. — Devant la suppuration interminable, l'apparition d'albumine dans les urines et d'œdème des jambes, on se décide à pratiquer la résection.

Intervention. — Incision antérieure, passant entre le tenseur du fascia lata et le couturier ; on tombe sur un tissu lardacé ; la tête fémorale et l'os iliaque ne font qu'un ; on évide plutôt qu'on ne résèque la tête et le col, et il ne reste qu'une coque périostique ; pas de perforation du cotyle, mais mortification des épines iliaques antéro-supérieure et inférieure : on en résèque une partie. On prépare la cavité et on l'assèche très difficilement ; puis on coule immédiatement 300 grammes environ de mélange de Mosetig.

L'enfant meurt le lendemain soir, avec 40°, dans un état de schock caractérisé. Pas d'odeur iodoformée de l'haleine, urines limpides.

Observation III

Coxalgie droite avec abcès.

G... Antoine, 8 ans. Entré à Saint-Augustin le 16 mai 1906. L'affection actuelle est rapportée à une chute faite l'an dernier au mois de mai. L'enfant a commencé à souffrir dans la hanche vers le mois de novembre et la douleur a augmenté peu à peu, surtout dans les mouvements ; la nuit, elle réveillait souvent le malade.

A l'entrée. — Impotence fonctionnelle presque complète, mais la douleur a disparu. A l'examen, atrophie musculaire du membre inférieur droit ; pas de raccourcissement. Le membre est en flexion et abduction ; ensellure lombaire ne pouvant être corrigée que par la flexion de la cuisse à 120° environ. Les mouvements imprimés au membre inférieur entraînent le bassin. Ces mouvements ne sont pas douloureux, sauf dans l'exagération de l'abduction ; pas de douleur non plus aux chocs sur la plante du pied, mais vive réaction au choc sur le grand trochanter ; pas de points douloureux à la palpation ; pas d'abcès ; ganglions inguinaux bilatéraux.

Au toucher rectal, on ne sent pas d'abcès, mais la pression du côté droit, au niveau du fond du cotyle, produit une assez forte douleur. *Plâtre.*

En décembre 1906. — L'enfant est ramené. Etat de la hanche stationnaire. Toutefois, la radiographie montre que le cotyle s'est évasé et que le fémur est remonté.

31 mai 1907. — L'enfant est ramené avec un abcès dans le triangle de Scarpa à sa partie externe ; rien à la fesse, rien dans le bassin. Douleurs qui font crier le malade la nuit. *Il a marché avec son appareil.*

8 septembre. — L'abcès ne se tarit pas. La radiographie montre une destruction de plus en plus complète de la tête fémorale.

22 décembre. — Intervention. L'incision antérieure, entre le tenseur du fascia lata et le couturier, conduit dans une poche d'abcès qui file entre les adducteurs. La sclérose des tissus rend pénible l'abord de l'articulation. On incise la capsule, mais il est impossible d'extraire dans sa totalité la tête fémorale, à cause de sa friabilité ; elle s'écrase comme une éponge sous la curette ; pourtant, on l'évide dans sa totalité, en ne laissant subsister que sa coque cartilagineuse et les lames postérieure et inférieure du col. Le canal médullaire fémoral est ouvert et verse dans la cavité une moelle rougeâtre et purulente. Par l'intérieur de la tête, on arrive sur le fond de la cavité cotyloïde, qui n'est pas perforée et que l'on curette.

La portion du canal médullaire, visible dans la plaie et toute la cavité de la tête, reçoit environ 70 grammes de mélange de Mosetig. On suture en laissant un gros drain dans l'abcès. Pendant quatre jours, la température a oscillé entre 38° et 39°. Puis elle est retombée à 37° et n'a plus dépassé 37°6, sauf pendant deux jours, à la fin de janvier, du fait d'une petite angine.

25 mars 1908. — L'enfant part à Longchêne.

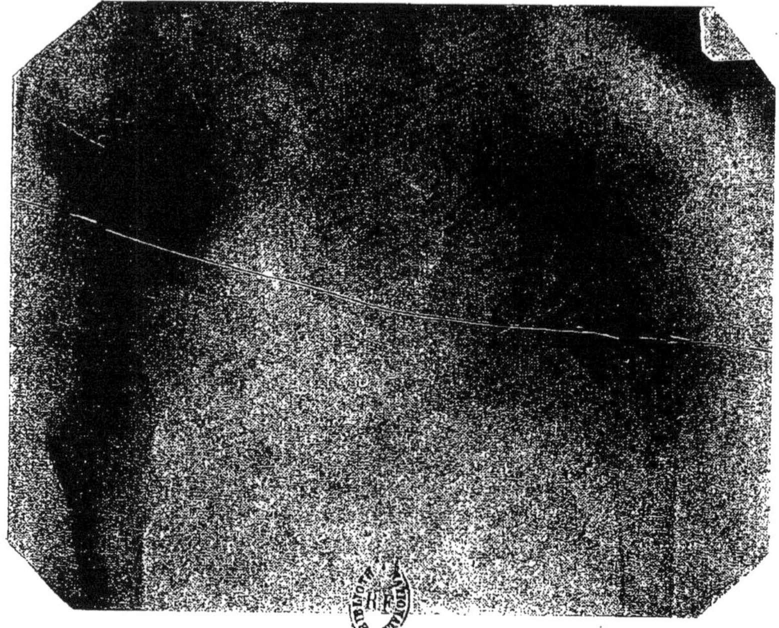

Obs. III. — G... Antoine. Avant le plombage. Articulation détruite.

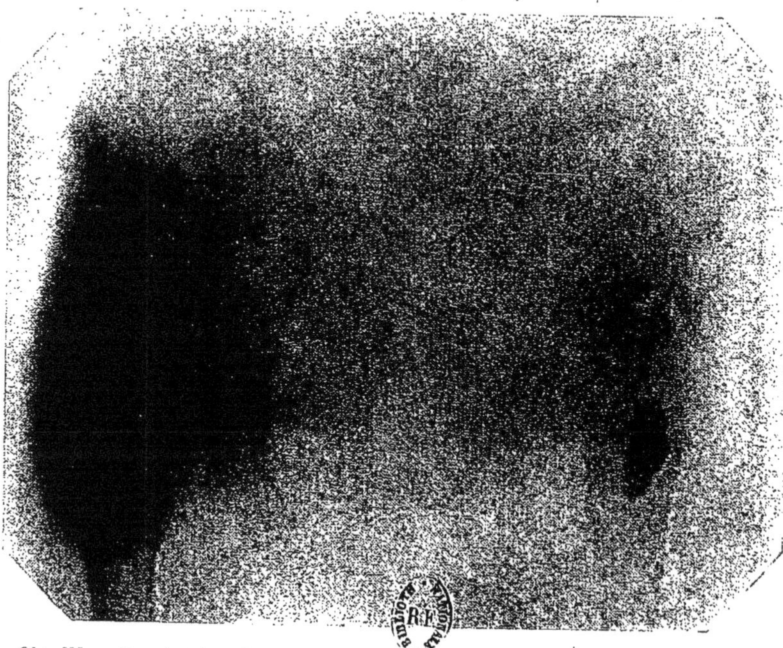

Obs. III. — G... Antoine. Six mois après plombage. Mélange jusque dans la diaphyse.

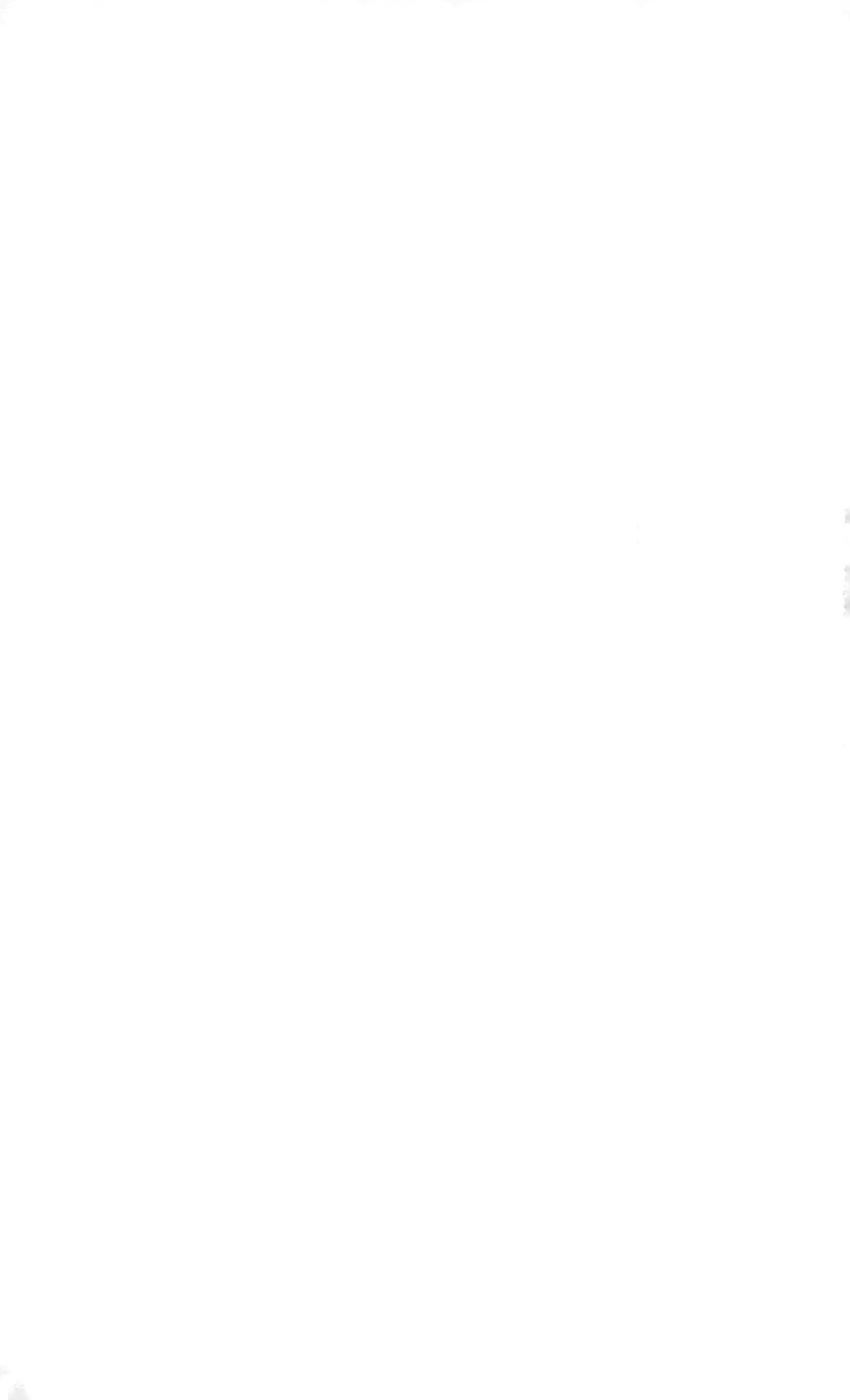

26 mai. — Retour du malade.

5 juin. — L'enfant revient complètement cicatrisé. La hanche et le bassin paraissent fixes. Le membre inférieur droit a deux centimètres de raccourcissement. Il persiste une petite fistulette dans le pli inguino-crural. On fait du chauffage de l'articulation par la méthode de Bier.

15 octobre. — On lui fait une culotte plâtrée, un soulier très élevé du côté opposé et il part chez lui avec des béquilles. Il a été fait *quatre pansements.*

Observation IV

Coxalgie droite. — Ancienne ostéo-périostite du tibia gauche.

M... Gabriel, 13 ans. Entré à Saint-Augustin le 16 septembre 1907. Rien à signaler dans ses antécédents héréditaires. A marché à 14 mois. Coqueluche à 5 ans, varicelle à 7 ans.

La maladie actuelle a commencé le 4 mars ; l'enfant a été soigné à l'hôpital de Die, du 15 mai au 16 septembre ; il avait reçu un coup de marteau sur la malléole interne du pied gauche et il se forma un abcès, qui fut incisé et guérit complètement ; mais ensuite, apparut une tuméfaction à la cuisse droite, et il y a trois semaines, de la fièvre : 40°9. A l'entrée, la température est à 38°2.

19 novembre. — L'enfant reste couché sur le côté gauche et ne se met sur le dos qu'avec de grandes difficultés. Dans cette position, la cuisse est en flexion à angle droit ; ensellure lombaire très forte. On sent dans la fosse iliaque droite une grosse tuméfaction, très dure, collée au bassin, absolument indolore. Le moindre mouvement de l'articulation est extrêmement douloureux. Rien au toucher rectal. La tuméfaction paraît être ganglionnaire et on sent d'autres ganglions dans le triangle de Scarpa. Amaigrissement. La mensuration du membre malade est impraticable.

21 novembre. — La température est descendue à la normale ; même sous anesthésie, la contracture persiste. La région trochantérienne droite est extrêmement épaissie et on ne peut en préciser les contours en arrière.

28 janvier 1908. — Intervention. — Incision antérieure faite un peu bas, car dans la profondeur, à cinq travers de doigt de l'E. I. A. S., on trouve l'épanouissement du nerf crural. On arrive sur la capsule très épaissie et d'aspect lardacé. On l'évide et on la trouve remplie de fongosités. La tête apparaît alors en partie dénudée ; on la curette facilement, en ne laissant que la coque ; on détruit également sa partie inférieure et on pénètre dans la cavité cotyloïde, qui est curettée à fond. On y verse de la glycérine bouillante et on y plonge le thermo. On bourre la cavité de mèches de gaze et on y laisse deux tampons. Mèche dans les parties molles. On place les sutures d'avance et on se réserve de couler du Mosetig dans un second temps.

Les jours suivants, la température est restée au-dessus de 38° pendant trois jours, pour redescendre aussitôt après aux environs de 37°5 à 37°8.

22 juillet. — La cicatrisation est complète, la hanche mobile, et le malade lève lui-même sa jambe au-dessus du plan du lit. Le membre inférieur droit a deux centimètres de raccourcissement. On fait une culotte plâtrée au malade et on l'envoie à la campagne avec un soulier élevé du côté droit.

La radiographie montre que la tête a repris une forme régulière, sauf à la partie inférieure, son tissu est plus clair.

2 septembre. — On remet l'enfant dans un grand plâtre, et il part avec ce plâtre et des béquilles.

7 octobre. — L'enfant revient ; toujours deux centimètres de différence entre la longueur des deux membres ; mouvements d'abduction et de flexion faciles. A eu en tout *huit pansements*.

Observation V

Coxalgie droite.

G... Marius, 11 ans. Entre à Saint-Augustin le 7 octobre 1907. Parents vivants et en bonne santé, quatre frères

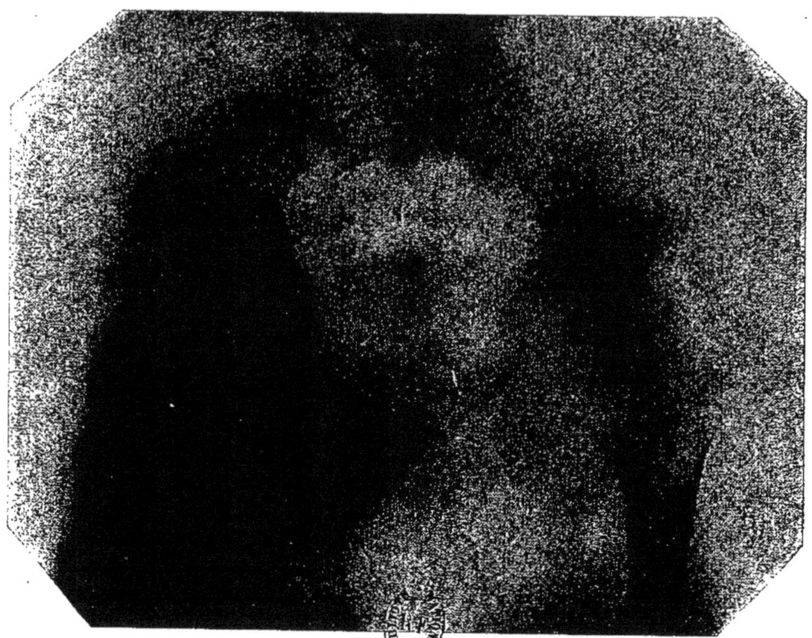

Obs. IV. — M... Gabriel. Avant l'opération.

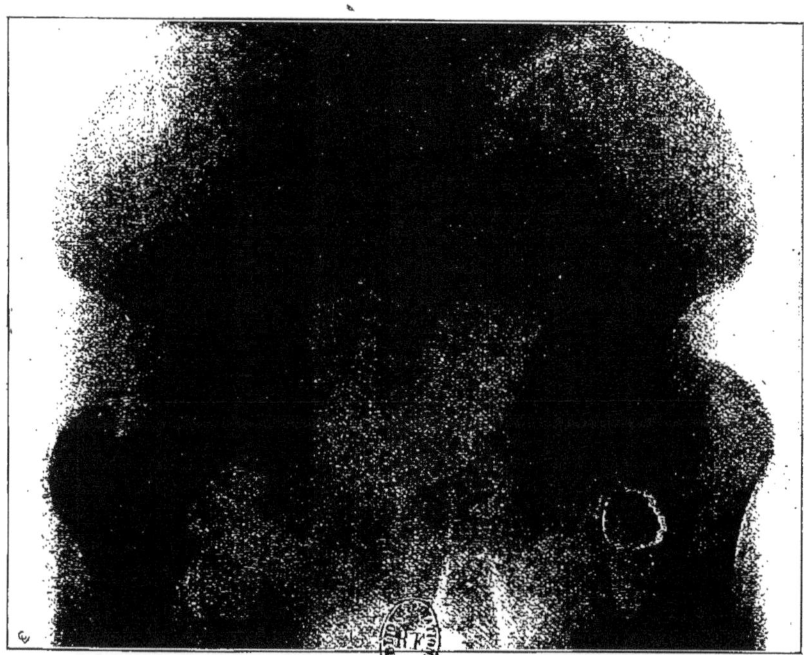

Obs. IV. — M... Gabriel. Huit mois après l'intervention. Le mélange est complètement résorbé.

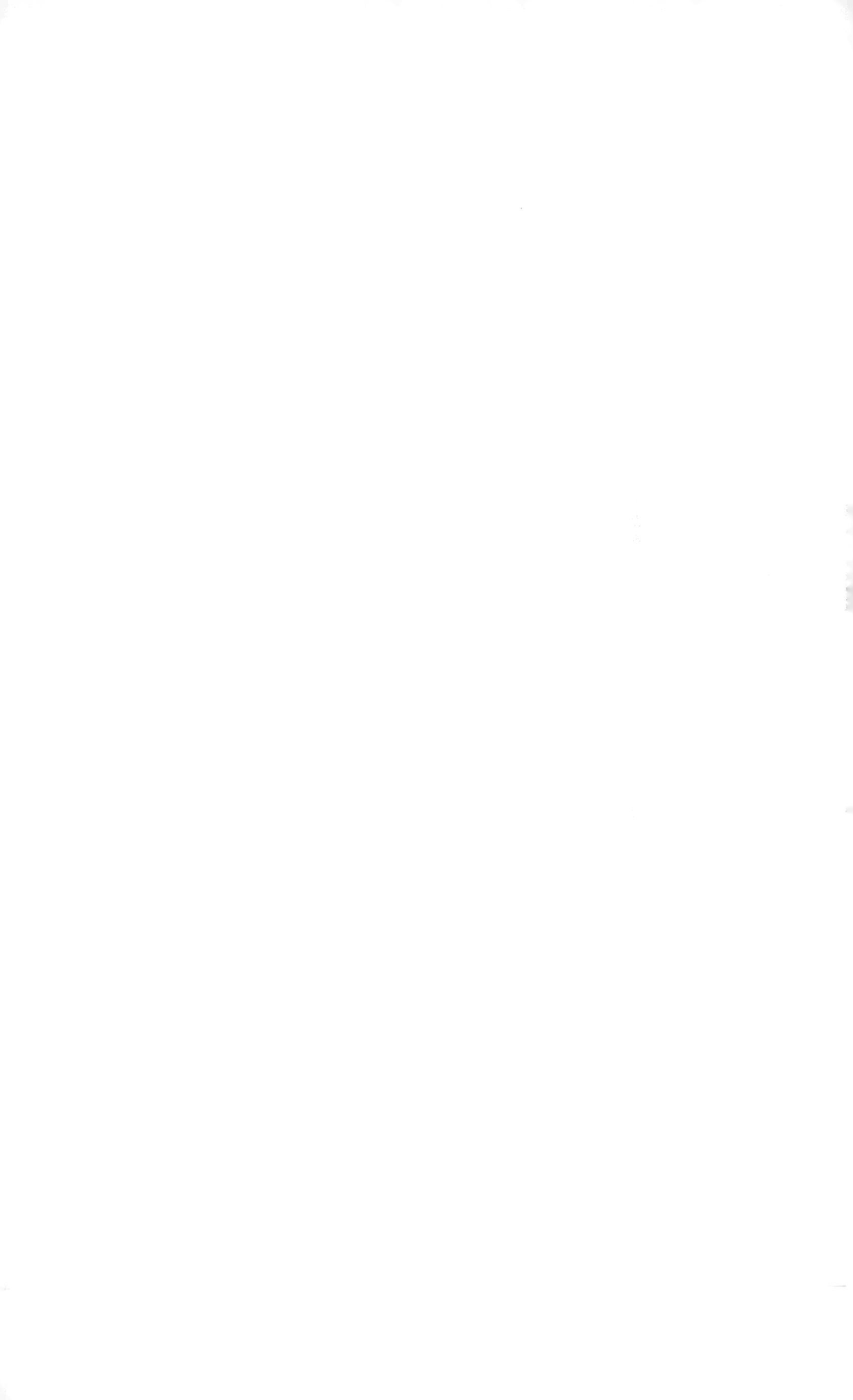

ou sœurs se portant bien, un frère mort de méningite à 18 ans. Coqueluche à 4 ans. L'affection actuelle a débuté il y a cinq mois, par des douleurs dans la cuisse et la hanche droite ; l'enfant se fatiguait rapidement. Depuis huit jours, il ne peut plus marcher.

A l'entrée. — L'enfant souffre beaucoup et reste couché sur le côté gauche, en chien de fusil. Les mouvements de l'articulation coxo-fémorale droite sont difficiles et douloureux. Ensellure lombaire très nette. A la palpation, on sent, dans la fosse iliaque droite, un léger empâtement profond, mais non fluctuant. Au toucher rectal, le fond de la cavité cotyloïde n'est pas très douloureux. Plâtre.

9 janvier 1908. — L'enfant est sorti du plâtre. La jambe droite est en adduction et rotation externe et mesure 67 centimètres, la gauche 70 centimètres. On sent, au-dessous de l'E. I. A. I., un gros abcès occupant une longueur d'environ 10 centimètres et remontant dans la fosse iliaque interne.

Pas trace d'ankylose. La radiographie montre une cavité cotyloïde à fond très raréfié et une tête fémorale presque détruite et remontée dans la fosse iliaque.

9 janvier. — Ponction d'un gros abcès.

1er février. — Intervention. L'incision antérieure vide d'abord un énorme abcès antéro-externe. On résèque la tête luxée et l'on trouve une cavité cotyloïde désunie : les fragments constituant l'os iliaque paraissent être séparés et le doigt pénètre dans le bassin. On coule du Mosetig dans la cavité. Drainage en dehors de la ligne des sutures.

La température a oscillé entre 37°5 et 38°6 pendant huit jours, puis ensuite, apyrexie *complète.*

23 mars. — Dans les deux semaines qui ont suivi l'opération, on a fait trois-quatre pansements et enlevé le petit drain qu'on avait laissé. Aujourd'hui, seul persiste l'orifice de ce drain par lequel s'écoule une sérosité claire.

23 juillet. — Cicatrisation à peu près complète. Il existe encore une petite fistulette. Il persiste une grosse ensellure et un gros empâtement dans la fosse iliaque droite. Les mouvements du membre inférieur droit entraînent le bassin. Les dimensions relatives des deux membres inférieurs accusent une différence de 2 centimètres 1/2.

27 juillet. — Radiographie : tête fémorale implantée dans une cavité très largement détruite par en haut, avec de grosses lésions de l'os iliaque. Une petite quantité de mélange a passé dans le bassin par la perforation de la cavité cotyloïde. Une autre partie se trouve sous la peau. Le malade quitte le service avec un grand plâtre, et peut être considéré comme guéri avec ankylose.

A eu en tout *huit pansements.*

Observation VI

Coxalgie gauche.

P... Noël, 8 ans. Entré à Saint-Augustin le 28 octobre 1907. Rien à signaler dans les antécédents héréditaires. Bronchite à l'âge de 3 ans, pour laquelle il fut soigné à la Charité.

A l'entrée. — L'enfant boite et se plaint du genou gauche, dont il souffre depuis un mois environ. Ensellure lombaire. Difficulté des mouvements de flexion de la cuisse sur le bassin. Impossibilité de l'abduction. Gros ganglions inguinaux et iliaques. Douleur au toucher rectal sur le fond du cotyle.

La radiographie montre que la tête est en partie détruite ; la face supérieure du col est entamée et le col lui-même s'est un peu incurvé en coxa-vara.

2 novembre. — La pression, dans le triangle de Scarpa et sur le trochanter, est devenue extrêmement douloureuse. On note un centimètre de raccourcissement à gauche et une atrophie manifeste de la cuisse.

10 janvier 1908. — Appareil à point d'appui ischiatique.

25 janvier. — L'enfant part avec un plâtre et son appareil.

11 février. — Depuis qu'il a son appareil, l'enfant n'a pas marché, mais son genou a enflé et il souffre beaucoup de la hanche.

La radiographie montre que la tête est très raréfiée.

Obs. V. — G... On voit dans le bassin et sous les téguments des traces de mélange.

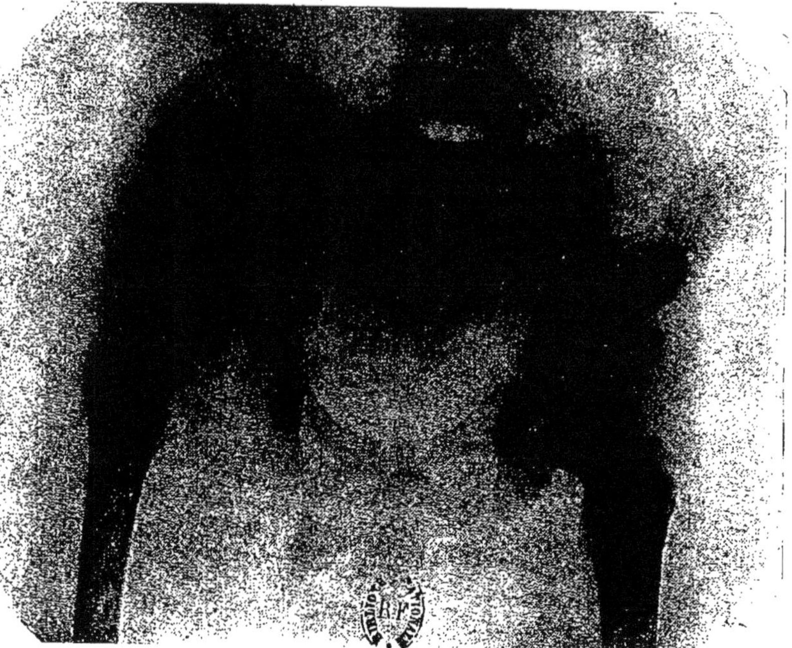

Obs. VI. — P. . Noël. Avant l'opération.

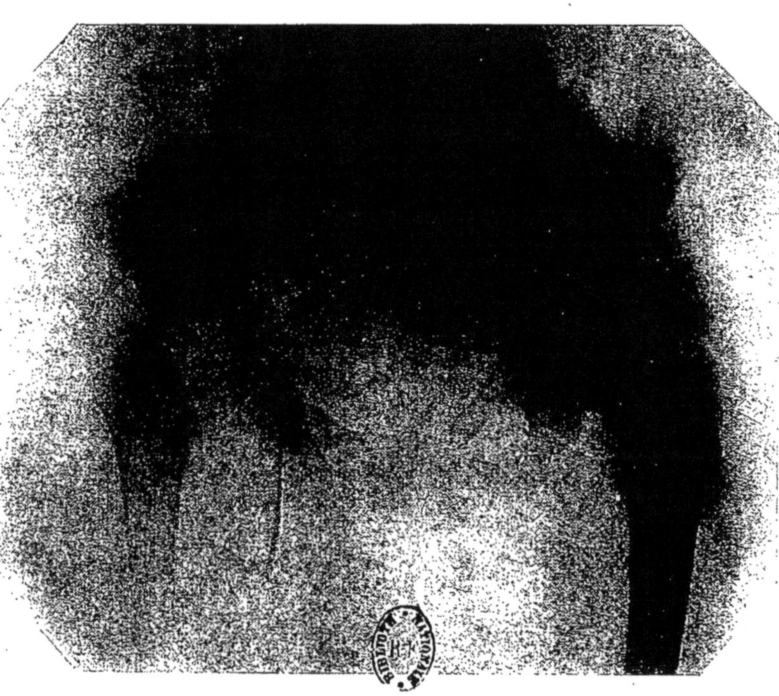

Obs. VI. — P... Noël. Après opération. Pas d'ankylose. Plus trace de plombage. Articulation plus nette.

27 février. — Intervention. Incision antérieure ; elle conduit sur une synoviale gonflée qu'on incise et d'où s'échappent environ deux verres à liqueur d'un pus épais. Le doigt passé sur la tête ne sent pas d'érosions du cartilage. La tête est alors attaquée à la curette, et sous le cartilage, à la partie supérieure, elle est, en grand partie, séquestrée ; on finit de l'enlever et on coule 50 grammes de mélange de Mosetig dans la cavité.

Drainage. Suture.

Attelle plâtrée. Cinq jours après l'opération, apyrexie complète.

12 mars. — Depuis l'opération, l'enfant va très bien et a repris un excellent appétit.

3 septembre. — On enlève le plâtre. La cicatrisation est complète. On a fait en tout *six pansements* depuis le jour de l'opération, pansements nécessités par la turbulence de l'enfant, qui avait brisé son attelle et déplacé les bandes.

La hanche présente des mouvements actifs, quoique limités, de flexion et d'abduction.

A droite, 59 centimètres ; à gauche, 58 centimètres.

Observation VII

Coxalgie gauche suppurée avec luxation iliaque postérieure et haute.

M... Claudius, 5 ans. Entre à Saint-Augustin le 19 juillet 1907. A marché à 14 mois. Bronchite à 2 ans, rougeole à 4. Tousse toujours.

La maladie actuelle date de deux ans et aurait débuté à la suite d'un coup sur le pied gauche. Le malade a été déjà soigné à Saint-Etienne pour coxalgie.

A l'entrée. — Enorme fistule, à large orifice, qui suppure abondamment, datant de dix jours seulement.

Hanche déformée, saillante. On sent le trochanter dans la fesse. Membre inférieur en adduction et rotation externe, avec un raccourcissement de 5 centimètres.

Radiographie : luxation iliaque de la tête. Fémur en rotation externe, présentant, en avant, une tête extrêmement déformée et raréfiée. Le trochanter est en arrière : l'os iliaque est raréfié également, et au-dessus de la cavité cotyloïde, il semble que l'on distingue une partie séquestrée, apparaissant comme un massif osseux blanchâtre, cerclé d'un contour noir.

17 mars 1908. — Malgré des ponctions et de fréquentes injections, la suppuration continue.

17 mars. — Intervention. Incision antérieure conduit sur la tête fémorale, complètement soudée à l'os iliaque. Cependant, cette tête est ramollie et le doigt, appuyé à sa surface, déprime la couche cartilagineuse ; la curette y entre très facilement et l'évide complètement. L'os iliaque présente des lésions très étendues, mais pas de séquestres ; on les curette également. La cavité reçoit environ 40 grammes de mélange de Mosetig.

Sutures.

Apyrexie absolue dès le lendemain de l'opération.

4 juin. — L'enfant part avec un plâtre pour deux mois. On lui a fait *deux pansements.*

13 août. — Cicatrisation complète. Hanche soudée. L'enfant peut être considéré comme guéri.

Observation VIII

Coxalgie droite. — Tumeur blanche du coude droit. — Points de tuberculose cutanée multiples. — Tumeur blanche tibio-tarsienne droite.

R... Germaine, 5 ans. Entrée à Sainte-Renée le 20 mars 1908. Rien à signaler dans les antécédents héréditaires. Trois frères et une sœur en bonne santé, cinq morts en bas âge. A marché à 13 mois. Coqueluche, il y a un an et demi. La mère dit que l'enfant se plaint du coude depuis janvier 1907, et l'a déjà fait soigner par plusieurs médecins.

A l'entrée. — Au membre supérieur gauche, spina ventosa suppuré de l'annulaire ; nombreux petits ganglions axillaires.

Au membre supérieur droit, spina ventosa de l'index, non ouvert à l'extérieur. Cicatrices sur la face dorsale des deux métacarpiens. Le coude est globuleux, empâté ; les mouvements de l'articulation sont impossibles et l'avant-bras est fixé en demi-flexion et demi-pronation. Atrophie très marquée des muscles du bras ; nombreux ganglions axillaires, plus gros qu'à gauche.

Aux membres inférieurs : à gauche, sur la face dorsale du pied, cicatrice dans la région astragalienne. Ganglions inguinaux ; articulations indemnes.

A droite, coxalgie : la hanche est déformée, empâtée, toutes les dépressions normales ont disparu. Ganglions inguinaux. Tous les mouvements sont impossibles. Forte ensellure lombaire. Raccourcissement apparent considérable, mais en réalité il y a environ un centimètre de différence entre la longueur des deux membres inférieurs. E. I. A. S. droite très élevée et torsion du bassin, dont l'aile droite est projetée en avant. On sent que le grand trochanter est épaissi. L'articulation est douloureuse à la pression. A noter encore des cicatrices sur la face externe de la cuisse, au niveau de la hanche et sur la face externe de l'articulation du genou, enfin, à la face interne et à la partie inférieure de la jambe droite. Tumeur blanche tibio-tarsienne droite. La mère de l'enfant ajoute que les lésions ont commencé en janvier 1907 par le coude. Puis il s'est formé un abcès froid sur la face dorsale de la main droite, qui s'est ouvert spontanément en laissant une cicatrice. Ensuite, apparut une tuméfaction rougeâtre de la partie inférieure de la jambe droite, qui a rétrocédé pour ne laisser que du gonflement autour de la tibio-tarsienne ; enfin se produisit le spina ventosa de la troisième phalange du médius gauche.

L'enfant boite par intermittences depuis le milieu de l'été dernier. Le gonflement de la coxo-fémorale n'aurait débuté que huit jours avant l'entrée.

28 mars 1908. — Intervention au niveau de la hanche. On ne trouve pas de pus ; la tête fémorale est rencontrée au-dessus de la cavité cotyloïde, qui est disloquée et défoncée du côté du bassin.

Curettage des fongosités ; évidement de la tête. On coule du mélange de Mosetig dans la cavité, puis on abaisse la tête et par des mouvements d'abduction on l'introduit dans la cavité cotyloïde où on la laisse.

Plâtre en abduction et rotation interne légère. La malade est restée apyrétique pendant trois semaines, puis, assez brusquement, la température s'est élevée. Le pansement défait à ce moment a montré que les sutures s'étaient en partie désunies et que des bourgeons tuberculeux avaient envahi les lèvres de la plaie. A partir de cette époque, les pansements ont dû être renouvelés fréquemment, à cause de l'abondance du suintement.

22 août. — Devant la persistance de la suppuration, accompagnée de temps à autre d'accès fébriles, on débride la ligne de suture et on rentre dans la cavité de résection. On s'aperçoit alors que la diaphyse fémorale est dénudée sur une longueur de plusieurs centimètres et ramollie au point qu'on la sent se déprimer sous la pression du pouce et de l'index. On curette avec timidité, car l'instrument emporterait l'os tout entier, on lave à l'eau oxygénée et on tamponne. Deux jours après, on coule à nouveau du mélange et on place quelques points de suture.

16 octobre. — L'état ne s'est pas amélioré, la suppuration est presque aussi abondante, l'état général périclite, en même temps qu'évoluent les lésions tuberculeuses multiples signalées au début de l'observation. Il paraît bien que la malade est sous l'influence d'une poussée générale de tuberculose, à laquelle participe la hanche opérée.

Résultat très mauvais. Le sort de l'enfant eût été meilleur avec une coxalgie fermée.

Observation IX

Coxalgie droite.

R... Marius, 5 ans. Entre à St-Augustin le 9 octobre 1907, parce que, depuis quelque temps, il se fatigue facilement et boite dès qu'il a un peu marché.

A l'entrée. — Les mouvements de flexion de la cuisse sur l'abdomen sont conservés, mais l'abduction est limitée et douloureuse.

Pas d'ensellure. Ganglions nombreux dans la fosse iliaque.

Toucher rectal. — La pression sur la face interne du bassin est douloureuse à droite.

Inégalité du rythme de la marche très appréciable.

2 novembre. — Très légère ensellure, mais aucune déformation et aucune atrophie du membre inférieur.

A la radiographie, la cavité cotyloïde est moins nette à droite qu'à gauche. Le noyau épiphysaire de la tête, du côté droit, semble décollé et l'espace noir qui correspond à la séparation de l'épiphyse est agrandi à sa partie inférieure, comme si le noyau épiphysaire était soulevé.

17 décembre. — L'enfant part avec un plâtre.

16 avril 1908. — Aujourd'hui, bien que la situation ne paraisse pas s'être aggravée, la radiographie dénote une raréfaction considérable de la tête fémorale et du col, dont les contours sont à peine indiqués. La cavité cotyloïde s'est très légèrement agrandie dans le haut, et il semble qu'au niveau de son toit, on aperçoive un petit point osseux séparé du tissu voisin.

23 avril. — Intervention. Résection de la hanche par voie antérieure. On trouve d'abord un petit abcès de la gaine du psoas.

A l'ouverture de la capsule s'échappent de nombreuses fongosités, que l'on curette. On arrive alors sur la tête fémorale dont le cartilage est soulevé et décollé, et qui montre un point dénudé à sa partie antéro-inférieure. La curette pénètre par là très facilement dans la tête, qui est évidée, et dont le tissu donne la sensation du bois mort. Point purulent dans la tête qu'on résèque, sauf dans sa partie supérieure, où elle forme comme une sorte de bec, qui reste accroché dans la cavité cotyloïde.

On ne trouve pas de lésions du cotyle ni de l'os iliaque.

La cavité de résection reçoit environ *100 grammes* de mélange de Mosetig. Puis le membre est fixé en légère abduction et rotation interne, de façon à présenter la tête fémorale dans la cavité cotyloïde.

Attelle plâtrée antérieure et traction continue. La température a marqué 39° le 24 avril au soir et 38°9 le 27 avril au soir. En dehors de ces deux poussées, elle n'a jamais dépassé 37°8 pendant le mois qui a suivi et après lequel on a cessé de la prendre.

30 avril. — Il s'est fait une grosse exsudation, qui n'est pas du pus, mais apparaît comme le sérum du mélange ; on met un drain en dehors de la ligne de suture. Pas d'hématome.

16 mai. — On panse aujourd'hui le malade. Pas de suppuration, mais la plaie n'est pas encore cicatrisée à sa partie supérieure. La mensuration des deux membres donne 54 centimètres. La hanche présente des mouvements et le malade soulève lui-même son membre au-dessus du plan du lit. Il a été fait en tout *trois pansements.*

La radiographie montre que la tête est solidement fichée dans la partie supérieure d'une cavité cotyloïde agrandie et dont le fond est occupé par une masse de mélange. L'enfant part en convalescence avec un plâtre, des béquilles et un soulier très élevé du côté opposé.

Observation X

Coxalgie droite.

C... Paule, 8 ans. Entrée à Sainte-Renée en août 1904. Père alcoolique ; une sœur en bonne santé, deux mortes en bas âge d'affection indéterminée. Pneumonie à 3 ans 1/2. L'affec-

Obs. IX. — R... Marius. Avant l'intervention.

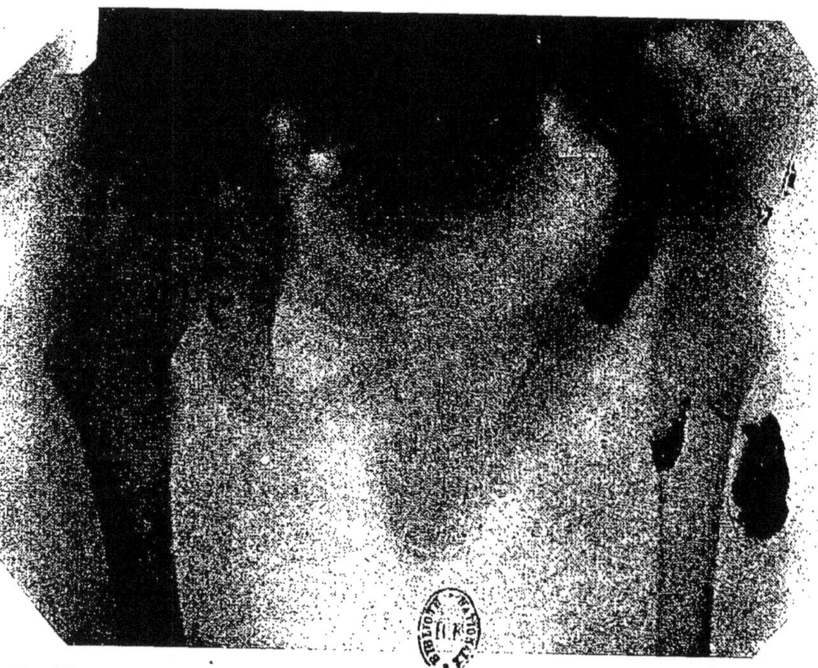

Obs. IX. — R... Marius. Un mois après plombage on voit du mélange dans l'articulation, dans la diaphyse et sous les téguments.

tion actuelle date du mois de janvier et a commencé par des douleurs dans la hanche droite, une faiblesse générale avec fatigue facile et enfin de la claudication intermittente.

L'enfant est immobilisée en plâtre et rentre chez elle ; le plâtre fut changé en décembre et fut d'abord bien supporté. Mais depuis janvier, l'enfant se plaint de douleurs plus vives dans la hanche et dans le genou. On refait un nouveau plâtre avec lequel l'enfant quitte le service au 1er mars 1905.

Elle revient le *18 juillet 1905* pour qu'on lui applique un appareil en cuir moulé avec point d'appui ischiatique, mais quand celui-ci est prêt, la malade a repris des douleurs très aiguës et on lui refait un quatrième plâtre avec étrier, dans lequel elle semble souffrir encore.

17 octobre 1905. — Départ pour Longchêne.

22 novembre. — L'enfant revient, très amaigrie ; elle a pu marcher à Longchêne avec son appareil sans souffrir ; elle se plaint depuis qu'on le lui a enlevé. On place une traction continue.

5 décembre. — Nouveau plâtre.

6 janvier 1906. — Plâtre.

Les plâtres se succédèrent jusqu'en août 1906, époque où l'enfant partit à Giens-Hyères.

A son retour, en novembre, l'enfant fut mise dans un appareil destiné à permettre la marche, tout en contenant la hanche. Mais elle le quitta, paraît-il, au bout de quelques jours et marcha sans précautions.

Mai 1907. — Elle revient avec une fistule que l'on tarit par des injections. La radiographie montre une tête fémorale raréfiée, un cotyle très agrandi et un os iliaque raréfié également dans sa partie supra-cotyloïdienne.

Janvier 1908. — Quitte le service avec un grand plâtre.

Avril. — La suppuration ayant reparu, on se décide à intervenir. Les lésions prédominent sur le grand trochanter qu'on évide, on arrive ainsi sur le col et la tête qu'on curette. On coule du mélange. On ferme par un point de suture une fistule postérieure, mais il n'est pas possible de songer à une réunion de l'incision antérieure. Température et délire dans les six jours qui ont suivi.

Octobre. — La plaie est complètement fermée ; il ne reste pas trace de fistule. La hanche est complètement ankylosée.

La cicatrisation a donc mis, après résection, *six mois à se parfaire.* Le mélange est resté dans le fond de la cavité, de telle sorte que les pansements ont été simples. On se bornait à changer la gaze souillée ; il n'y a jamais eu de drains ni de mèches profondes.

Observation XI

Coxalgie gauche.

F... Marie, 4 ans 1/2. Entrée le 10 juillet 1908 à Sainte-Renée. Rien dans ses antécédents héréditaires. Rougeole, bronchites et coqueluche en bas âge. L'enfant boite depuis trois mois, mais, déjà auparavant, ne soulevait pas la jambe gauche comme la droite ; actuellement, elle souffre et pousse des cris la nuit.

A l'entrée. — Raccourcissement de la jambe gauche de 1 centimètre 1/2 ; légère atrophie musculaire de la cuisse et de la jambe. On ne sent pas la tête fémorale ; légère ensellure lombaire ; mouvements d'abduction et de flexion très douloureux et entraînant le bassin. Ganglions dans l'aine et le bassin.

Radiographie. — Epaississement de la cavité cotyloïde et destruction presque complète de la tête fémorale.

1 août 1908. — Intervention : après incision de la capsule articulaire, on trouve dans l'articulation un grand nombre de grains riziformes très gros ; la tête fémorale est dénudée à sa partie inférieure ; on la curette et on l'évide, puis on curette avec soin la cavité cotyloïde.

Plombage au Mosetig, sans drainage. Plâtre en abduction.

Suites apyrétiques, sauf pendant cinq jours, qui ont été marqués par une poussée de varicelle.

15 août. — L'enfant a été pansée pour la première fois ; la hanche présente quelques mouvements passifs, et il ne persiste, à la partie inférieure de l'incision, qu'un petit pertuis qui donne à peine.

Observation XII

Coxalgie gauche.

G... André, 13 ans 1/2. Entré à Saint-Augustin le 17 juillet 1908. Parents vivants et en bonne santé. Coqueluche à 3 ans. Rougeole à 8 ans.

A l'âge de 2 ans 1/2, l'enfant a fait une chute à la suite de laquelle il a boité, puis souffert de la jambe gauche. Il fut mis en traction, mais, au bout d'un an, il fit des abcès, qui furent incisés à l'hôpital Saint-Pothin. La suppuration a duré six mois, puis s'est tarie. Le malade a ensuite marché, sans appareil, parfaitement guéri, et cette guérison par ankylose s'est maintenue jusqu'à l'âge de 7 ans.

Il y a deux mois, l'enfant a pris de la raideur de la hanche, la marche devint impossible et des douleurs apparurent au niveau du genou correspondant ; bientôt, la hanche se mit à suppurer, et le malade fut soigné par des lavages à l'eau oxygénée et des injections de glycérine iodoformée.

A l'entrée. — Hanche gauche complètement ankylosée, pas de mouvements, même limités : on entraîne le bassin dans tous les mouvements imprimés à la cuisse. Ensellure lombaire.

Il existe trois fistules : une en face de l'épine iliaque antéro-supérieure, donnant actuellement, et deux autres dans la région trochantérienne, suppurant moins que la précédente.

Atrophie considérable de toute la jambe malade, aussi marquée au niveau du mollet qu'à la cuisse ; néanmoins, l'enfant peut marcher.

Raccourcissement du membre mesure 4 centimètres. Etat général médiocre ; l'enfant a bon appétit, mais dit avoir de la diarrhée par intervalles. Il ne tousse pas.

Injections de mélange au bismuth et de glycérine iodoformée pendant trois mois.

13 octobre 1908. —Intervention : on ouvre l'articulation ; la tête fémorale a disparu, l'os iliaque présente des lésions étendues jusqu'à l'épine iliaque antéro-inférieure, qui est réséquée ; la cavité cotyloïde, très agrandie, est soigneusement curettée ; on ramène plusieurs petits séquestres. Préparation, asséchement de la cavité.

15 octobre. — Dans un deuxième temps, malgré la température, qui a été de 40°, le 14 au soir, on plombe l'articulation et on ferme en laissant un drain.

20 octobre. — Depuis l'intervention, la température reste entre 37°3 et 37°8, et l'état général est bon.

Considérations tirées de l'analyse des observations.

Dans tous les cas que nous venons de relater, il a été mis dans la hanche des quantités d'iodoforme variant de 40 à 100 grammes. La plupart des malades ont présenté non seulement pendant les jours qui ont suivi l'opération, mais pendant un ou deux mois, la réaction du calomel qui jaunit au contact de la salive, réaction qui indique non pas une intoxication, mais une imprégnation iodoformée, car ces malades avaient un excellent appétit, *engraissaient*, ne présentaient aucune céphalée et rien d'anormal dans leurs urines.

Jamais il n'a été constaté de signes d'intoxication.

Il faut insister ici sur cette amélioration de l'état général, cette recrudescence de l'appétit et l'engraissement qui en est la conséquence, particulièrement nets chez les réséqués de la hanche qui, pâles et amaigris avant l'intervention, changent de physionomie dès qu'ils sont plombés et, même s'ils ne quittent pas la salle d'hôpital, prennent un aspect florissant tout à fait particulier.

Est-ce sous l'action de l'iodoforme, faut-il en revenir à la conception du mélange « antituberculeux » tel que le voyait Mosetig ? Contentons-nous de constater le fait.

Sauf l'une d'elles (obs. XI), les observations de coxalgies que nous apportons correspondent toutes à des cas graves avec des lésions osseuses fémorales et iliaques avancées, avec des abcès et le plus souvent des fistules multiples.

Il n'y a eu qu'un décès opératoire (obs. II), et en effet l'état général très précaire de cette malade qui avait déjà de l'œdème des membres et des flots d'albumine aurait nécessité une intervention plus prudente et un plombage en deux temps. Le succès obtenu dans l'observation I a été la cause d'un excès de confiance dans la méthode. Du reste, le malade de l'observation XII, qui présentait un état général très mauvais également, à tel point que sa famille fut prévenue de la possibilité d'un décès postopératoire, fut opéré en deux temps; six jours après l'intervention son état général était déjà bien meilleur et sa température n'avait pas dépassé 38°.

Mêmes réflexions pour l'observation X. A propos de celle-ci, disons aussi que c'est la seule où les suites opératoires n'ont pas été simples et apyrétiques.

Dans les cas non infectés, même dans ceux où l'on constate un abcès, la guérison a été obtenue en trois mois, et quelquefois en deux. Pendant cette période le nombre des pansements a varié de deux à cinq au grand maximum. Ces pansements sont d'une simplicité et d'une indolence absolue.

Si dans quelques-unes de nos observations nous signalons six, huit pansements, c'est qu'au début, le docteur

Vignard enlevait le plâtre et le pansement pour vérifier l'état de la plaie tous les mois sans que rien dans la température, ou dans les phénomènes douloureux ou dans l'état du pansement y invitât de façon particulière.

Lorsqu'il y a des fistules ou des abcès infectés, il vaut mieux procéder en deux temps et ne couler le mélange que deux ou quatre jours après. Une élévation de température dans le jour qui suit la première intervention n'est pas une contre-indication, car la fièvre est due souvent à des résorptions causées par le tamponnement serré laissé dans la cavité.

La pratique de l'opération en deux temps est extrêmement recommandable dans les cas où il y a du pus et dans ceux où le suintement sanguin est abondant : on lui doit des succès qu'on n'aurait jamais obtenus en obturant le jour même de l'opération.

A ce point de vue il faut se séparer complètement de Mosetig.

Si les suites opératoires sont simples, il reste à discuter la valeur de la guérison. Pour les résections datant de moins de six mois et pour les autres, il faut attendre ce que donnera la reprise de la marche et l'appui continuel et complet du corps sur le membre réséqué.

Les résections remontant de six mois à un an sont au nombre de dix dont il faut défalquer le cas (n° II) terminé par la mort, et le cas (n° VII) dans lequel le résultat franchement mauvais ne peut prêter ici à aucun commentaire touchant la guérison.

Restent donc huit observations.

Quatre fois nous avons constaté après cicatrisation, de l'ankylose et quatre fois des mouvements suffisamment étendus, 15 à 20°, dans la flexion et l'abduction. Le manuel opératoire ne semble pas y être pour quelque chose.

Dans les cas où on s'est également borné à évider la tête et une partie du col (obs. III, IV), il y a eu dans le premier de l'ankylose, dans le second des mouvements. L'étendue des lésions y est-elle pour quelques chose ? On ne saurait l'affirmer. Dans l'observation (I) elles étaient plus larges que dans aucune autre, il est vrai que la résection fut importante (tête et col). Cependant ce malade présente des mouvements aussi étendus que ceux des réséqués qui en ont conservé de la mobilité.

On peut dire d'une façon générale que les malades qui présentaitent des lésions infectieuses ou infectées secondairement ont fait plus particulièrement de l'ankylose. De même aussi ceux chez lesquels la tête fémorale a été plus largement évidée et détruite.

Il faut, toutes les fois qu'on le peut, conserver ses contours tout en la vidant de son contenu que l'on remplace par du mélange. On arrive ainsi à des restaurations anatomiques fort remarquables. (Ex. Radiographie de l'obs. III.)

C'est une question encore bien discutée de savoir s'il vaut mieux avoir une néarthrose un peu mobile ou au contraire une ankylose serrée.

Rappelons-nous que, même avec la méthode ancienne du drainage et de la suppuration prolongée, on n'obtient pas toujours une ankylose absolument solide.

Remarquons aussi que sur les quatre observations détaillées de résection de la hanche suivies de plombage présentées par Mosetig, on note trois fois la guérison

« avec pseudarthrose solide permettant au malade de s'asseoir » ; le quatrième cas, guéri par ankylose, correspond à une coxalgie très suppurée, avec luxation iliaque.

Il ne semble donc pas que la persistance de quelques inconvénients après la résection puisse constituer une condition fâcheuse au point de vue de la guérison définitive. Il faut surtout redouter :

1° Le retour offensif de la tuberculose ;

2° Le glissement du fémur et son ascension dans la fosse iliaque.

La première crainte nous paraît moins justifiée après une résection que s'il s'agissait d'une guérison à la suite d'immobilisation simple suivie ou non d'injections.

La résection permet d'enlever sous le contrôle de la vue toutes les lésions et de pratiquer une désinfection sinon parfaite au moins supérieure à celle qu'assurent les méthodes conservatrices; les chances de récidive sont donc bien moins grandes surtout si l'on songe que pendant six mois au moins la cavité articulaire résorbe de 40 à 100 grammes d'iodoforme auprès desquels pèsent peu les quantités qu'on peut introduire par des injections intraarticulaires, même répétées.

Quant aux chances de déformation elles sont subordonnées à la façon dont la tête fémorale plus ou moins restaurée se trouve implantée dans le cotyle. Si elle rencontre au-dessus d'elle un avant-toit cotyloïdien suffisant, si la cavité elle-même a été bien curettée, nettoyée et si elle présente un tissu sain et résistant, le raccourcissement s'il se produit sera minime, ne s'accentuera pas et se compensera facilement. Quant aux attitudes vicieuses de flexion et d'adduction, elles sont à la période tardive comme au début, conditionnées par des contractures réflexes, dues à la douleur et à l'évolution de la tuberculose beaucoup plus que par des conditions anatomiques pures.

De ce long exposé de la technique et des résultats encore récents de la résection de la hanche avec obturation au mélange iodoformé ressort cette conclusion : que les indications de la résection de la hanche formulées dans les traités classiques, peuvent être remplies intégralement, sans hésitation et facilement, par le procédé que nous indiquons.

La cicatrisation, c'est-à-dire la guérison opératoire, est obtenue dans un délai qui varie de *deux mois à six mois* au plus.

A partir de ce moment on n'a plus affaire à une hanche coxalgique mais à une articulation réséquée qui a besoin de se consolider moyennant un certain nombre de précautions concernant la marche. La cicatrisation se fait soit avec ankylose serrée, soit au contraire avec conservation de mouvements peu étendus, il est vrai, mais utiles.

Ce sont des résultats analogues à ceux que donnent les méthodes conservatrices (appliquées aux cas de même gravité) avec cette différence que dans ces dernières on ne sait rien de l'état anatomique des lésions et qu'on n'a aucun renseignement sur leur disparition. Si les résultats ultérieurs, éloignés, fonctionnels et anatomiques, répondaient à ceux que nous avons constatés après un an et se maintenaient, la résection de la hanche suivie d'obturation au mélange iodoformé verrait s'élargir considérablement son champ d'action. Aucune méthode ne donnerait aussi rapidement et aussi sûrement des résultats d'une semblable perfection.

II. — **Membre supérieur.**

ÉPAULE

Nous n'avons pas eu l'occasion de voir appliquer la méthode de Mosetig à la résection de l'épaule, exceptionnelle chez l'enfant.

Mais la technique paraît devoir être calquée sur celle de la hanche, avec cet avantage que cette articulation, moins profonde que la coxo-fémorale, recouverte de parties molles moins épaisses, est d'un abord beaucoup plus facile et plus simple, qui justifie tout à fait l'emploi du plombage articulaire à son niveau.

COUDE

Ici, comme au genou, mais pour des raisons toutes opposées, la méthode de Mosetig ne nous paraît pas être d'une très grande utilité; on est en présence d'extrémités osseuses largement distantes; la cavité est formée tout entière de parties molles et, si le mélange ne gâte rien, il est bien certain qu'il sera en partie éliminé et qu'il ne jouera que très mal son rôle plastique en attendant d'être lentement et progressivement rejeté au fur et à mesure de la formation du tissu cicatriciel.

De plus, dans la résection du coude, surtout chez l'enfant, la mobilisation doit être rapidement faite, car c'est de la précocité des mouvements, du massage, de la gymnastique articulaire que dépend le résultat orthopédique définitif; dans ces conditions, le mélange déjà mal toléré ne tarderait pas à passer en grande partie dans les parties molles. Comme au genou, il ne peut se concevoir ici qu'au point de vue de l'amélioration et de la simplification du pansement, rôle qui n'est d'ailleurs pas à dédaigner.

POIGNET

L'arthrite tuberculeuse du poignet, totale ou limitée dans ses lésions à une rangée des os du carpe, guérit, du moins chez l'enfant, avec une remarquable facilité par l'immobilisation prolongée du poignet jointe à la révulsion superficielle. On voit fondre pour ainsi dire ces poignets tuméfiés dont les gaines sont infiltrées et dont la guérison semble ne devoir jamais être obtenue par des méthodes temporisatrices. Celles-ci doivent être employées avec patience. Ce n'est que devant leur échec, la persistance de douleurs, l'apparition d'abcès et de fistules, l'extension des lésions décelées par la radiographie que l'on aura recours à la résection. Celle-ci pourra être totale ou, au contraire, surtout chez l'enfant, se borner à l'ablation d'une rangée osseuse ou au curettage des os du carpe, comme on le fait dans les petits os du tarse. L'obturation au mélange se pratiquera dans les mêmes conditions qu'au cou-de-pied; on la fera *de préférence en deux temps*, sans drainage et l'on traitera comme une résection faite par les procédés ordinaires.

Observation D

Ostéoarthrite du poignet.

B... Alphonsine, 14 ans 1/2. Entrée à Sainte-Renée le 23 mars 1908. Rien dans les antécédents héréditaires. Deux sœurs plus jeunes en bonne santé ; deux mortes en bas âge.

L'affection actuelle date du 20 février et serait consécutive à un accident : la malade eut la main prise dans un métier, et violemment traumatisée.

A l'entrée. — La main gauche est tuméfiée, empâtée, déjetée en dedans ; à la face palmaire, tous les méplats ont disparu. L'inflammation remonte jusqu'au poignet ; pas de sensation de fluctuation nette. L'articulation du poignet est douloureuse ; les mouvements d'extension très difficiles ; la main reste fléchie quand on soulève l'avant-bras. La douleur est particulièrement vive au niveau de l'articulation des troisième et quatrième métacarpiens.

Pas de ganglions épitrochléens ni axillaires.

31 mars. — Intervention : résection du poignet ; on trouve des lésions du grand os et des fongosités dans les gaines.

Tous les os de la deuxième rangée du carpe, moins le trapèze, sont réséqués, et la cavité est remplie de mélange de Mosetig. Plâtre. Température normale après l'intervention.

4 juin. — Le poignet est mobile, les doigts encore un peu enraidis.

La radiographie montre le mélange en place, non résorbé. Il persiste une fistule à l'endroit où sortait la mèche. L'enfant est renvoyée chez elle.

22 septembre. — Nous recevons des nouvelles de l'enfant, qui va bien. La fistule est complètement fermée depuis le 1er août. Le poignet et les doigts sont encore un peu raides, mais il faut dire que l'enfant a quitté le service avant qu'on ait pu faire aucune tentative de massage et de mobilisation.

Cette observation est en contradiction avec les indications qui la précèdent; devant les bons résultats obtenus

PLANCHE 9

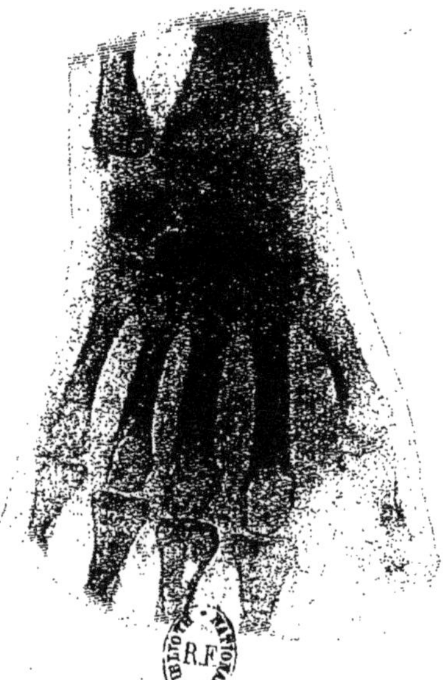

B... Alphonsine. Ostéo-arthrite du poignet.

par le plombage d'autres articulations, on fit ici une résection sans passer par la phase d'immobilisation.

Il aurait mieux valu, dans ce cas, ne pas drainer par une petite mèche *dans* la ligne des sutures, car ces orifices sont extrêmement longs à se fermer.

L'irritation des tissus, entretenue par la présence du mélange, donne naissance à un suintement séreux qui prend tout naturellement le chemin de ce trajet et l'empêche de se fermer. Le résultat eût été meilleur en obturant quelques jours après la résection et en suturant complètement.

CONCLUSIONS

I. — Parmi les mélanges destinés à l'obturation des cavités osseuses, le plombage iodoformé de von Mosetig-Moorhof est celui qui donne les meilleurs résultats.

II. — La méthode de Mosetig peut être employée pour « plomber » les cavités de résections; en supprimant le drainage et, de ce fait, les infections secondaires, elle assure des suites opératoires apyrétiques et une évolution régulière jusqu'à guérison *per primam*.

III. — Surtout destiné aux résections de l'épaule, du poignet, de la hanche et du cou-de-pied, le plombage iodoformé peut encore être utile dans les résections du genou, du coude ou des petites articulations en comblant les excavations nées du curettage ou de l'évidement des foyers osseux limités; au pis aller, il jouera le rôle de pansement, d'une sorte de topique qui, laissé au fond de la cavité osseuse, la rétrécira d'autant, évitera un suintement trop abondant, remplacera les mèches qu'il faut sortir et réintroduire à chaque pansement.

IV. — Au point de vue technique, il y a avantage à se séparer en partie des indications données par Mosetig : il faut, en effet, employer son mélange à l'état de mastic, et obturer les cavités en deux temps.

V. — Grâce au plombage iodoformé, les pansements des résections sont réduits à un nombre très limité, extrêmement simplifiés et ne présentent plus un continuel danger d'infection pour le malade.

VI. — L'intervalle considérable qu'on peut mettre entre eux permet d'envoyer les réséqués à la campagne quelques jours après l'intervention; ils peuvent ainsi, loin de la surveillance du chirurgien, jouir de tous les avantages de la vie au grand air, comme dans les traitements conservateurs. De plus, l'action favorable du mélange sur l'état général du malade est certain et nettement constaté.

VII. — Traitées par la méthode de Mosetig, les tuberculoses articulaires guérissent, par ankylose ou avec conservation des mouvements, dans un délai plus court qu'en s'en tenant à la technique classique des résections.

BIBLIOGRAPHIE

I. — Sur les procédés d'obturation osseuse et les résections en général.

1858. Ollier. — *Gazette médicale.*

1867. Ollier. — Traité de la régénération des os.

1881. Hamilton. — *Edimburg méd. Journal*, p. 385.

1882. Neuber. — Verhandlungen der deutschen Gesellschaft für chirurgie xie Congress.

Schede. — *Centralblatt für Chirurgie.*

1885. Ollier. — Traité des Résections.

1886. Poncet. — Congrès français de Chirurgie et Académie des sciences.

1888. Glück. — *Deutsche Medizinische Wochenschrift*, n° 39.

1889. Lücke et Kraske. — Fermeture des grandes cavités osseuses opératoires. *Berlin, Klin. Woch.*, 28 octobre, p. 945.

Middeldorff. — 62 ste Versammlung deutscher Naturforscher und Arzte. Heidelberg. *Centralblatt für Chirurgie*, n° 49.

Senn. — *American Journal of the Medical Science.*

1890. Glück. — *Berliner Klinische Wochenschrift.*

Kraske. — Bruns Beiträge, t. 7.

Mackie. — *Medical News*, août.

1891. Le Dentu. — *Gazette des Hôpitaux*, n° 140.

Buscarlet. — Thèse de Paris, n° 4.

1892. Dieuzaide. — *Bulletin Médical*, 9 octobre.

H. Dreesmann. — Du plombage des os. Analysé in *Semaine Médicale*, p. 524.

Duplay et Cazin. — *Archives générales de médecine.*

Lucke. — *Centralblatt für Chirurgie.*

1893. Dreesmann. — *Deutsche medizinische Wochenschrift*, n° 19.

Martin. — *Centralblatt für Chirurgie*, n° 9.

Farquhar Curtis.— *American Journ. of the Medic. Science. Bulletin Médical*, p. 619.

Glück. — *Deutsche med. Woch.*, 18 mai.

O. Mayer. — *Deutsche medizinische Wochenschrift*, n° 19.

Sonnenburg. — *Obturation des os.* In *Semaine Médicale*, p. 199.

1894. Vallas. — Greffe osseuse fragmentaire. *Province Médicale*, n° 17.

Gangolphe. — Maladies infectieuses et parasitaires des os.

1895. Heintze. — *Deutsche Medizinische Wochenschrift*, n° 25.

Vincent. — Contribution clinique à l'étude de la Résection pathologique de la hanche.

1896. Schulten. — *Archiv. für Klinische Chirurgie*, t. 52.

Neuber. — Traitement des plaies cavitaires osseuses. (Anal. in. *Semaine Médicale*, p. 96.)

Reynier et Isch Vall, Xe Congrès français de chirurgie, p. 784-787.

Gangolphe. — Article Arthrites tuberculeuses *in Traité de Chirurgie*.

1897. Ollier. — *Revue de Chirurgie*.

1899. Fantino et Valan. — *Archiv. für Klinische Chirurgie*, t. 70.

1904. Jouon. — *Gazette Médicale de Nantes*, p. 801.

1907. E. Jouon. — De l'obturation des cavités osseuses dans l'Ostéomyélite prolongée. (Communication au Congrès national de Gyn., d'Obst. et de Pédiatrie d'Alger.

II. — Sur la méthode de Mosetig et ses applications aux résections.

Von Mosetig-Moorhof. — *Centralblatt für Chirurgie*, 18 avril 1903, p. 433.

— Résultats des expériences de plombage osseux iodoformé. *Deutsche Zeitschrift für Chirurgie*, février 1904, p. 419.

VON MOSETIG-MOORHOF. — Traitement de la tuberculose articulaire. *Weiner Klinische Wochenschrift*, 8 décembre 1904.

— A propos des opérations radicales dans la coxalgie. *Wiener Klinische Wochenschrift*, 18 mai 1905, n° 20.

— Obturation des cavités osseuses. *Wiener Klinische Wochenschrift*, 1er novembre 1906, n° 44.

— De la Coxalgie. *Wiener Medicinische Presse*, 1906, n° 1.

VON MOSETIG-MOORHOF. and B. SEYMOUR-JONES. — Expériences with iodoform bone plugging, *The Lancet*, 21 janvier 1905, p. 146.

DAMIANOS. — Le plombage iodoformé de Mosetig et son application aux ostéomyélites. *Wiener Klinische Rundschau*, 1903, n° 27-30. (Analysé dans *Centralblatt für Chirurgie*, 13 février 1904.)

— Présentation de trois réséqués de l'astragale à la Société des médecins de Vienne. Discussion. *Wiener Klinische Wochenschrift*, 18 juin 1903, n° 25.

— Contribution à l'étude des opérations radicales dans la tuberculose du genou et particulièrement de la méthode de Mosetig. *Deutsche Zeitschrift für Chirurgie*, 1903, p. 50.

NICOLAS HACKMANN. — Le plombage iodoformé. *Wiener Klinische Wochenschrift*, 30 mai 1901, n° 22.

SILBERMARK. — Sur les modifications histologiques, après le plombage des cavités osseuses. *Deutsche Zeitschrift für Chirurgie*, novembre 1905, p. 290.

SERENIN. — *Centralblatt für Chirurgie*, 7 novembre 1903.

ELSBERG. — On the treatment of chronic ostéi and of chronic bone cavities by iodoform wax filling. *Medical News*, 15 avril 1905; *Gazette des Hôpitaux*, 11 mai 1905; *Presse Médicale*, 1905, p. 221.

GARRÉ. — Indications du traitement opératoire dans la tuberculose articulaire. *Deutsche Medizinische Wochenschrift*, 1905, n° 47-48.

LENNANDER. — *Beiträge zur Klinischen Chirurgie*, Bd 51, H. 1.

MEURERS. — Le plombage iodoformé de Mosetig. *Brunsche Beit äge zu Klinischen Chirurgie*, Bd 56.

KOTZENBERG. — Obturation des cavités osseuses par le mélange de Mosetig. Congrès de Hambourg, 1907. *Centralblatt für Chirurgie*, 1907, n° 31.

VON BAYER. — Traitement des cavités osseuses du tibia et du calcanéum. *Centralblatt für Chirurgie*, 1903, n° 19. (Analysé dans *Revue d'Orthopédie*, 1904, p. 183.)

BÉRARD et THÉVENOT. — De l'obturation des cavités osseuses pathologiques (plombage des os), d'après la méthode de Mosetig-Moorhof. *Revue d'Orthopédie*, 1904, p. 327.

RENAUD. — Du plombage iodoformé des os (méthode de Mosetig-Moorhof). Thèse de Lyon, 1903.

ROTTENSTEIN. — Traitement des cavités osseuses d'origine ostéomyélitique. Thèse de Paris, 1907.

ORTAL. — Contribution à l'étude de l'oblitération des cavités osseuses consécutives à l'ostéomyélite. Thèse de Paris, 1907.

JOUET. — Traitement des cavités osseuses par la méthode de von Mosetig. Thèse de Bordeaux, 1908.

COLLENET. — Contribution à l'étude de l'oblitération des cavités osseuses par le mélange de von Mosetig. Thèse de Lyon, 1908.

VIGNARD. — Présentation d'un coxalgique traité par la méthode de Mosetig. Société de Chirurgie de Lyon, séance du 30 janvier 1908. (Voir: *Lyon Médical*, 1908, n° 12.)

NOVÉ-JOSSERAND. — Présentation d'un cas de spina ventosa guéri par le plombage de Mosetig. Discussion, Société de Chirurgie de Lyon, séance du 12 mars 1908. (Voir: *Lyon Médical*, n° 24.)

VIGNARD. — Sur le plombage de Mosetig. Société de Chirurgie, séance du 19 mars 1908. *Lyon Médical*, n° 26.

— Présentation d'un cas d'astragalectomie guéri par le plombage. Société de Chirurgie, séance du 9 avril 1908. Discussion. *Lyon Médical*, 1908, n° 32.

— Présentation de malades traités par la méthode de Mosetig. Société de Chirurgie, séance du 7 mai 1908. *Lyon Médical*, 1908, n° 36.

VIGNARD et GRUBER. — Du plombage des os par le procédé de Mosetig. La *Province Médicale*, 1908, n° 30.

TABLE DES MATIÈRES

Pages

15329 — Imp. Réunies, Lyon.

www.ingramcontent.com/pod-product-compliance
Ingram Content Group UK Ltd.
Pitfield, Milton Keynes, MK11 3LW, UK
UKHW020238220726
13923UKWH00002B/715